本书获得上海市科学技术委员会"长三角极超低出生体重早产儿精细化照护技术联合攻关项目"资助

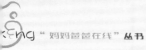

"妈妈爸爸在线"丛书

早产儿 家庭喂养指导手册

胡晓静　　张玉侠　主编

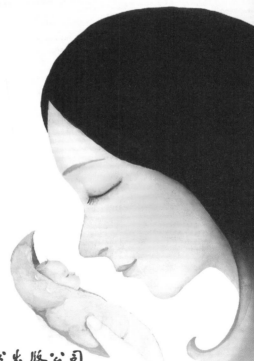

 世界图书出版公司

上海·西安·北京·广州

图书在版编目（CIP）数据

早产儿家庭喂养指导手册 / 胡晓静，张玉侠主编. —
上海：上海世界图书出版公司，2018.10（2024.6重印）
（妈妈爸爸在线丛书）
ISBN 978-7-5192-5124-6

Ⅰ.①早… Ⅱ.①胡…②张… Ⅲ.①早产儿–哺
育–手册 Ⅳ.①R174-62

中国版本图书馆CIP数据核字（2018）第212611号

书　　名	早产儿家庭喂养指导手册	
	Zaochaner Jiating Weiyang Zhidao Shouce	
主　　编	胡晓静　张玉侠	
插　　画	崔晨烨	
责任编辑	沈蔚颖　陈寅莹	
装帧设计	高家鋆	
出版发行	上海世界图书出版公司	
地　　址	上海市广中路88号9–10楼	
邮　　编	200083	
网　　址	http://www.wpcsh.com	
经　　销	新华书店	
印　　刷	苏州彩易达包装制品有限公司	
开　　本	787 mm×1092 mm　1/32	
印　　张	7.125	
字　　数	100千字	
印　　数	10001–10800	
版　　次	2018年10月第1版　2024年6月第3次印刷	
书　　号	ISBN 978-7-5192-5124-6 / R·461	
定　　价	39.80元	

编 者 名 单

主　　编　胡晓静　张玉侠

编写人员（按拼音排序）

曹　云　李丽玲　刘　婵　杨童玲　王　丽　王玥珏

每一位早产宝宝，都是值得尊敬的英雄！

推 荐 序

　　每当一个天使降临，人间就多了一个可爱的婴孩。可是有一群可爱的小天使，因对这个世界格外好奇，所以提早收敛起小翅膀，更早地探出了头，呱呱坠世。这些小天使是我们口中的"早产儿"。这份早到的深情，注定他们需要历经更多的磨难和更多的温暖。

　　早产儿父母心理上所承受的压力是一般新生儿父母难以理解的。如果你也是一位在无助中艰难前行的早产儿父母，请把他/她们当成"爱的礼物"，乐观积极地接纳这个小生命。面对艰难的选择你们没有放弃，给宝宝一次次机会就是给未来一个希望，待早产宝宝长大成人，一定会感恩身为父母的你们当初的坚持与选择，你们是最伟大的父母，为你们的坚持点赞！

　　北京春苗儿童救助基金会（以下简称"春苗基金会"）——小苗医疗项目特设早产儿专项救助基金，凭借多年对0～16岁先天性疾病的孤贫儿童提供医疗救助的专业服务，积攒了成熟的救助经验和标准的服务流程。通过资助贫困家庭早产儿医疗费用，减少了因资金问题造成早产儿死亡和遗弃事件。基金会致力于为更多的早产儿家庭提供专业的社工服务工作，帮助早产儿家庭重建生活信心。

关于早产孤儿的救助形式：通过与贫困地区福利院建立长期合作关系，春苗基金会——"北京小婴儿之家"采用集中寄养的照料模式，采用国际先进的袋鼠式照护方法为早产孤儿提供 24 小时的特别护理服务。凭借在儿童养育、就医指导等方面有着丰富经验的护理团队，2009 年 6 月至 2017 年 12 月，春苗基金会——"北京小婴儿之家"共救助 300 名早产孤儿，成活率为 95%。成功养育最小早产孤儿仅为 610 克。

早产是多种疾病的危险因素，如宫外发育迟缓、脑发育异常、肺发育异常、喂养困难等，其中喂养困难极大影响了患儿的生长发育及临床管理。有喂养困难史的早产儿易产生语言延迟、营养摄入不足。研究显示，小于胎龄和发育不成熟是婴幼儿出现喂养困难的主要原因。早产儿和小于胎龄儿更易发生喂养困难，这与早产儿及低体重儿消化系统发育不成熟、各种消化酶含量及活性较低、肠黏膜渗透压较高有关。喂养困难的发病率较高，且影响因素众多。

　　春苗基金会在早产宝宝救助和养育的过程中，逐渐发现出院后的喂养和护理对于宝宝的健康成长非常关键。无奈早产宝宝的到来让很多初为父母的家长始料不及而无所适从。他们不知道如何科学喂养，如何给宝宝洗澡，如何监测宝宝的成长是否达标等。对于信息和经济匮乏地区的早产儿家庭更是如此。

　　如何喂养早产宝宝是每一个早产儿家庭成员需要努力学习的内容，也是早产宝宝健康成长的重要方面。本书由复旦大学附属儿科医院胡晓静、张玉侠老师以及她们的护理团队编写。她们从临床出发，结合日常工作中早产儿父母常常遇到的问题，通俗易懂地讲解早产宝宝家庭喂养的知识，为早产儿妈妈提供科学的喂养指导和建议。本书操作性强，并附有操作指导视频，是一本难得的适合于早产儿家庭阅读的入门书籍。春苗希望所有的早产宝宝都可以得到妈妈们的科学喂养。

　　本书将以两种方式进入有需要的家长手中，一种方式是春苗基金会将本书赠予春苗救助的贫困早产儿家庭；另一种方式是通过图书推广销售渠道进行销

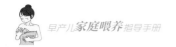

售。春苗基金会希望这本早产儿喂养科普的书籍可以让更多家庭受益，让爱心可以传递。这是一本有温度的书，那就让它发挥最大的作用吧！春苗希望所有的早产宝宝能勇敢地渡过重重难关，快乐健康地长大！

北京春苗儿童救助基金会
2018年1月

序

据世界卫生组织报道，中国早产儿绝对数量在全球排第二位。早产儿因各种原因提早来到世上，尚未完成宫内生长发育过程，且出生后，可能因各种疾病而需要住院治疗。由于疾病因素，以及出生后营养供给方式发生改变，很多住院早产儿会发生宫外生长迟缓，待疾病恢复后需要通过积极正确的营养支持以实现合理的追赶生长。因此出院后正确提供营养支持尤为重要。由于出院后喂养需要父母实施，因此为家长提供正确的喂养知识是确保出院后早产儿获得积极正确营养支持的重要前提。

《早产儿家庭喂养指导手册》一书由专业护理人员撰写，通过专业理论知识、临床实践经验总结等对不同孕周出生的早产儿生理特点、母乳喂养知识及实施母乳喂养的关键技术、早产儿特殊营养需求、早产儿喂养中常见问题、患特殊疾病的早产儿喂养方法等内容进行详

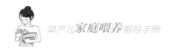

细讲解，为早产宝宝的父母提供全面的喂养知识，对促进早产儿生长发育、改善远期预后、建立亲子关系，乃至促进早产儿身心健康等具有重要意义。

在此，特别祝贺本书出版，并向编写人员为早产儿健康做出的持续奉献致以衷心感谢！

曹云

复旦大学附属儿科医院新生儿科主任

2018年6月

前　言

　　我在新生儿重症监护病房做护士长将近 10 年时间，迎接无数早产宝宝的到来，而且早产宝宝的数量越来越多，体重和孕周都越来越小，最小的宝宝只有 410 克。他们的每一天都牵动着我们医护人员的心，我总是感到忧心忡忡，生怕任何一个宝宝某一天不稳定，也总是希望给他们最好的环境、最好的治疗和最精细化的照护。看着早产宝宝一个个长大、康复、出院，常常和所有的医护人员一样，内心感受着各种的感动和喜悦，想象着他们长大后的样子，或许他们当中的某些人将来也会加入到我们的队伍中来，成为一名医护人员。

　　随着以家庭为中心的护理理念的深入人心，以及我们越来越发现在住院期间照护得很好的宝宝，好不容易养大出院，回家后却经常会出现这样或者那样的问题，甚至需要再次入院治疗，这让我们越来越认识到父母学习如何照护早产儿是非常必要的。我们医护人员再专业也只不过是宝宝生命当中匆匆的过客，而宝宝的父母却是需要终身守护着他们。所以，如果要早产儿生活得更好，一定要让早产宝宝的父母掌握更多的知识，学会如何照护好早产宝宝们，让他们能够茁壮成长。

秉承着这样的想法和理念，我们的团队决定把我们所掌握的知识传播给家长们。复旦大学附属儿科医院的新生儿重症监护病房很早就开设了家长学校，让爸爸妈妈们能够接受各种各样的早产育儿知识。我们通过面对面授课、微课堂授课来让爸爸妈妈学习知识，通过床旁手把手培训父母如何亲手照护他们的宝宝，面对面指导母亲如何泵乳、如何做袋鼠式照护等来促进父母与早产儿之间的情感联系，来促进父母更好地更有信心地呵护他们的宝宝，这远比我们能为宝宝做的多得多。十年来，我们的课程已经逐渐发展到二十几种，每年开办的家长学校次数超过 200 次，床旁培训更是达到 500 余次，使得越来越多的早产儿家庭受益，更好地促进早产宝宝来自家庭的精细化照护。

早产儿的父母常常好奇新生儿监护室里面的护士都是如何照护早产儿的，如何喂养他们，出院的时候父母也总是希望回家能够延续在住院期间的喂养模式，所以经常要问很多关于早产儿出院后居家喂养的知识和方法。本书的撰写是听取了大部分早产儿父母在对早产儿家庭喂养方面的困惑而发起的。喂养并不是千篇一律的，喂养是一门学问，它因为喂养者的不同和被喂养对象的不同而有所差异，做好个体化的喂养非常重要。每位家长都应该对自己宝宝的喂养习惯进行评估和养成，并熟练掌握他们的特点，遵循他们的规律来进行合理喂养。

希望本书能够给早产儿的爸爸妈妈们带来更多的帮助和借鉴，能使得早产儿的爸爸妈妈读了本书之后可以融会贯通，在掌握这些知识的基础上结合自己宝宝的特点为他们提供最好的喂养，使得他们的成长更顺利，生活更美好！

胡晓静
复旦大学附属儿科医院护理部副主任
2018年于上海

目 录

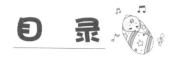

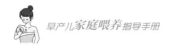

第3章 人工喂养早产宝宝

第4章 喂养中可能会碰到的问题

第5章 特殊早产宝宝的喂养

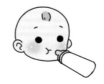

一位早产儿妈妈的话

可能大多数早产宝宝的父母和我当初一样，在面对宝宝早产那一刻之前，对"早产"是毫无概念的，就像另一个世界，忽然打开了大门，让我们看到早产宝宝是如何顽强地求生，看到他们在暖箱中身上插着各种管子，身体承受着巨大的痛苦。所幸，我们现在的医疗条件足够好，绝大部分的早产宝宝都能够顺利健康出院，正常长大。这个过程虽然煎熬，但结果还是不错的，也足以安慰父母之心。

面对宝宝的早产，伤心、彷徨、无助、自责，几乎所有的负面情绪都会涌上心头，眼泪经常不自觉地流淌下来，很多妈妈会不停自问，为什么我的宝宝会早产？我做了什么让宝宝承受这么多痛苦？但其实，这并不是谁的错，医生曾经安慰我说，生命非常神奇，宝宝早产，一定是他／她觉得妈妈的子宫不适合居住了，于是选择提早出来，也说不定是他／她想早一点见到妈妈呢？是的，宝宝选择了提前出生，作为妈妈的我们并没有时间去悲伤自责，想到宝宝的努力，我们没有理由不打起精神。在宝宝康复以前，将他／她交给医生，信任他们，要相信宝宝的努力，相信生命的顽强，更要相信新生儿重症监护室（NICU）的门后面，有这样一群人——他们有爱心、有责任心、更有专业知识，他们与时间赛跑，为每一个早产宝宝的康复努力着。

　　妈妈们，你需要做的，就是安心等待，好好恢复身体，调整情绪，乐观地面对一切，积极储备育儿知识，学习如何处理宝宝成长过程中的一些常见问题，等到宝宝康复回家，才不会手忙脚乱。还有特别重要的一点，照顾好自己，为宝宝送上珍贵的母乳。对于早产宝宝而言，妈妈的乳汁不仅仅是口粮，还是能够战胜感染的良药。每一滴乳汁，对宝宝都特别重要，你送到医院的每一瓶母乳，宝宝都会有积极的变化来回应你。

　　往后看，都是伤心泪；向前看，我们能看到生命的伟大，能看到宝宝的成长，能看到他们如春花般灿烂的人生才刚刚开始，这是我们的信念，每个人都在为之付出努力，加油！

嫣娇
一位孕30周早产儿妈妈

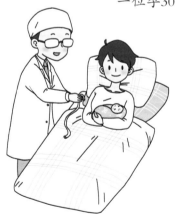

第1章

不同孕周早产宝宝的
生理特点和照护方式

喂养是家庭照护早产宝宝需为之努力的重要方面，只有解决了喂养问题，宝宝获得足够的营养，才能减少其他方面的问题，才能更好地成长。为了能够很好地了解相关知识，我们先要来学习一下早产宝宝生长发育的特点。

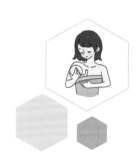

早产宝宝生长发育关键词

一、矫正月龄

早产儿通常有两种月龄：一种是实际月龄，从宝宝出生的那天开始算起，宝宝是多少天、多少周、多少月大；另一种就是矫正月龄（或者矫正胎龄），是根据宝宝的预产期计算的。一般来说，儿科医生在评估宝宝的生长发育情况时，都会用到矫正月龄。例如，从宝宝出生那天起开始计算，现在宝宝是6个月大，但实际上宝宝早产了2个月，也就是说，本来应该在妈妈子宫里还要待上2个月却离开了子宫，所以如果宝宝足月出生的话，现在应该是4个月大。矫正月龄就应该是4个月，也就是说这个宝宝生长发育水平与4个月的宝宝相当。

矫正月龄=实际月龄（天数/月数）−提前出生的时间（提前了几天或几个月出生）

举例：如果宝宝4个月大，早产了8周，宝宝的矫正月龄就是4个月减去8周（即2个月），结果是大约2个月，也就是说，宝宝的月龄相当于2个月大的足月宝宝。宝宝6个月大时的矫正月龄应该是4个月，12个月大时的矫正月龄是10个月。

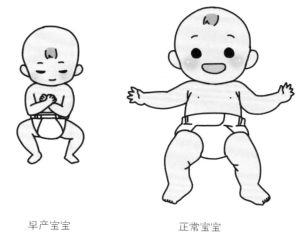

早产宝宝　　　　　　　　正常宝宝

二、追赶生长

追赶生长又称为"补偿生长"，早产儿出生后通过生长加速来提升生长水平，缩短与同龄儿童的差距，对于体格和心理健康均有长远影响。早产对脑发育也有影响，脑发育的关键期是怀孕后期的 3 个月和出生后的 2 年内，如果早期生长受损，会引起认知发育延迟、学习能力差，出生后追赶生长可以做一些弥补。此外，追赶生长还对体格发育有益，但是又不能让宝宝体重增加过快，如果增长过快会导致成年期的疾病，例如肥胖、2 型糖尿病、心血管疾病等。所以确定什么时候营养干预、怎么合理安排营养摄入都要根据医生的建议。要逐渐增加营养的供应，同时要关注宝宝的体重增长和喂养的耐受情况，所以早产儿需要定期随访，由医生提供合理化建议给家长。

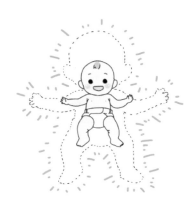

三、生长评估

体重、身长和头围是常规的测量指标。体重是判断早产儿营养和生长状况最重要的指标，早产儿出生体重及生后增长速度决定了宝宝的预后，也与其日后神经发育有关，定期监测体重变化对于早产儿喂养、护理和治疗方案的制订与评估具有重要意义。一般情况下，早产儿住院期间，需要每天测体重，如果早产儿出院回家，至少每周测1次体重，待早产儿矫正月龄足月至2岁，每1~3个月测1次体重。

身长也是生长发育的重要指标，身长生长不理想，很容易延续到儿童期，甚至导致成年期的身高问题，因此监测身长变化也是生长评估的关键。一般建议身长监测的时间为出生至足月，每周测1次，足月到2岁，每3个月测1次。

头围的测量也非常重要，它可以反映脑发育的情况。早期头围的测量不仅能帮助评估早产儿营养状况，而且对神经发育的预后有重要预测价值。

另外，由于在早产儿追赶性生长后可能会发生摄入过多能量，出现脂肪堆积，所以早期监测早产儿体脂的变化对于肥胖及相关疾病的预防具有重要意义。在体重评估的时候，需要结合身长、身体比例等指标来评估早产儿的生长。

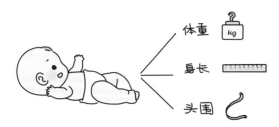

四、生长曲线

生长曲线图是宝宝生长的重要参照标准，每个宝宝出生时都能在曲线图上找到对应的点，然后每次测量的身长、头围、体重都可以描记在该曲线图上，把每次的点连起来就是宝宝的生长曲线，如果宝宝的实际身长、头围、体重都在标准生长曲线之上，说明发育良好。

生长曲线图的横坐标代表宝宝的出生月龄，纵坐标代表宝宝的身长（身高）或体重。

根据一次测量数据并不能推测出宝宝的生长趋势，需要长期定时的随访，通常建议最长间隔 1 个月测量 1 次，0～1 岁至少 3 个月测量 1 次，1～2 岁至少半年测量 1 次，3 岁以后至少每年测量 1 次。疾病期间，体重可能会有明显的变化，最好待疾病完全康复后再测量。

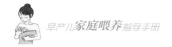

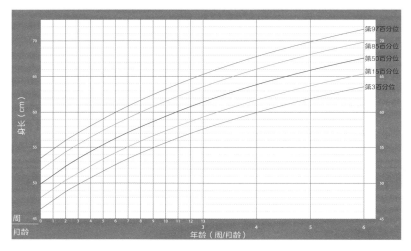

男孩生长曲线（身长）

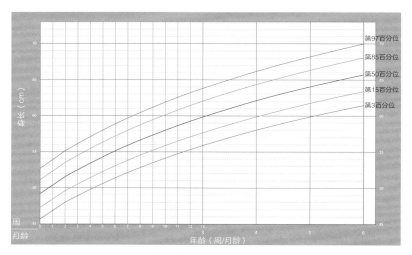

女孩生长曲线（身长）

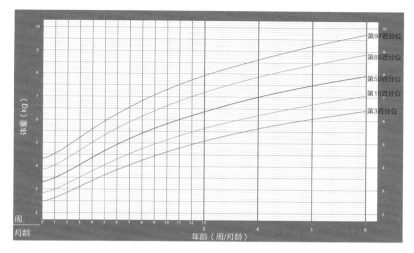

男孩生长曲线（体重）

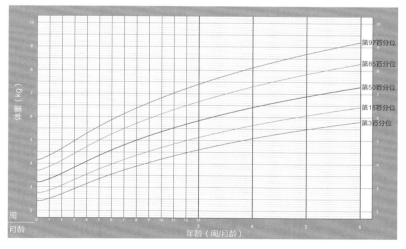

女孩生长曲线（体重）

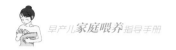
看懂宝宝的生长曲线图

　　根据百分位法将体格生长划分为 5 个等级。中间的一条曲线代表第 50 百分位数值（P50），相当于平均值，即平均身长（身高）、平均体重等。最下面一条曲线代表第 3 百分位数值（P3），低于这一水平可能存在生长发育延迟。最上面一条曲线代表第 97 百分位数值（P97），高于这一水平可能存在生长过速。

了解早产宝宝消化系统的生理特点

一、人类胎儿时期的消化系统

消化系统来源于人胚第 3 ~ 4 周的分化。一系列胚层的折叠、增长、腔的扩张导致了前肠（主要分化为咽、食管、胃、十二指肠的上段、肝、胆、胰）、中肠（十二指肠中段、空肠、回肠、升结肠、2/3 的横结肠）和后肠（1/3 的横结肠、降结肠、乙状结肠和直肠）的形成。

在消化系统发育过程中如果出现问题，可能会发生先天性脐疝、梅克尔憩室、脐粪瘘、先天性巨结肠、肛门闭锁、肠袢转位异常等先天性畸形。

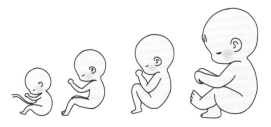

- 妊娠第4~5周，食管尾端的前肠形成一梭形膨大，为胃的原基。
- 妊娠第8周，食管腔重新出现。
- 妊娠第12周，胎儿开始主动吞咽羊水。

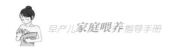

- 妊娠第8～12周，胎儿开始有短暂的肠蠕动。
- 妊娠第14周，胎儿肝已具有胆固醇合成胆汁酸的功能。
- 妊娠第20周，胰腺开始行使内分泌功能。
- 妊娠第34周，十二指肠和空肠的收缩更协调，出现有规律的向前推进的蠕动波。

二、早产儿消化器官的特点

宝宝的口腔

早产儿口腔容积小，唇肌、咀嚼肌发育不够完善，出生后可能还不具备充分的吸吮和吞咽功能。胎龄 <32 周早产儿吸吮、吞咽、呼吸动作不协调，吞咽动作会发生在呼吸过程。这样，经口喂养易使食物误吸入呼吸道，甚至引起支气管炎、肺炎、窒息。因此，需置胃管行鼻胃管喂养或鼻空肠管喂养。早产儿口腔黏膜细嫩，唾液腺发育不足，分泌唾液少，黏膜干燥，易受损伤，清洁口腔时忌用布类擦洗，以免黏膜损伤引起感染。

宝宝的食管

足月儿出生第 6 周才能建立有效的抗反流机制，足月儿食管下括约肌下端阻力为 18 mmHg 左右，类似成年人阻力，而 28 周早产儿仅 4 mmHg 左右，可能引起呼吸暂停、心动过缓等。

宝宝的胃

出生 10 天的足月儿胃容量为 30 ～ 60 ml，早产儿的胃容量更少。足月新生儿胃已经可以分泌盐酸、蛋白酶、内因子、黏液、脂酶和凝乳酶。足月儿胃排空时间：水为 1 ～ 1.5 小时，配方奶为 3 ～ 4 小时，母乳排空时间短于配方奶。早产儿胃肌层发育较差，空胃缩小，吃奶后很容易使胃扩张，吸吮时常吞入空气。

宝宝的肠

　　早产儿肠壁屏障功能较弱，肠道内毒素容易透过肠壁进入血流，引起中毒。肠管平时含有大量空气，常呈膨胀状态。乳液通过肠道的时间为 12 ～ 36 小时，人工喂养的宝宝可延长到 48 小时。早产儿小肠运动功能发育不完善，27 ～ 30 周早产儿小肠收缩仍较紊乱，移行性复合运动到 33 ～ 34 周才出现，孕周小于 32 周的早产儿，胃肠道动力差。

　　早产儿胃酸分泌能力低下，肠激酶活性低，这可能会造成胃肠道对大分子量毒素和病原体消化水解不充分，从而导致胃肠道损伤。总之，早产儿胃肠道发育不成熟，使得喂养的时候容易发生胃潴留、呕吐、腹胀等喂养不耐受的情况，严重的时候还会发生坏死性小肠结肠炎。

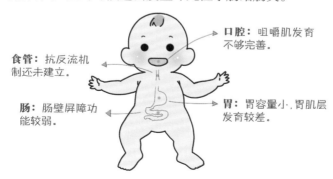

口腔：咀嚼肌发育不够完善。

食管：抗反流机制还未建立。

肠：肠壁屏障功能较弱。

胃：胃容量小，胃肌层发育较差。

孕周小于26周早产宝宝的生理特点与日常照护

孕周小于26周的宝宝，也就意味着宝宝提早14周出生。这样小的孕周，宝宝的器官和感觉都没有发育好，你触碰这么小的宝宝时要非常轻柔和小心，和宝宝说话的声音也应该非常温柔，室内光线应该调暗。这样小的宝宝需要住在新生儿重症监护病房，这时早产儿父母需要了解和参与些什么呢？

一、了解这个孕周宝宝的发育目标

触摸和拥抱目标

宝宝出院回家的指标是宝宝能够维持好自己的体温，生命体征能够稳定，也就是体温、心率、呼吸、血压、血氧饱和度都是稳定的，父母抱着宝宝的时候以上指标也非常稳定。

这个孕周的宝宝皮肤非常柔嫩，如果有人触碰他／她，宝宝会很敏感。宝宝此时还不能很好地维持体温，所以必须"住"在暖箱里，暖箱里的宝宝也要持续监测体温，医护人员会根据测得的宝宝的体温及时做出调整。

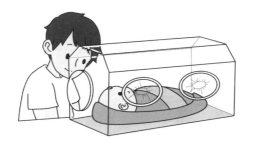

喂养目标

　　宝宝出院前，喂养需达到的最终目标是你能够自行喂养宝宝，并知道如何提供给宝宝理想的、能满足其生长发育的营养。

　　这个孕周的宝宝开始有嗅觉和味觉，但胃还没有发育好，其容量很小，因此每次只能提供给宝宝少量的母乳或者配方奶。目前，宝宝主要还是依靠静脉营养和鼻胃管鼻饲来提供营养。

睡眠目标

　　宝宝出院回家之前睡眠的最终目标是宝宝可以仰卧睡眠，形成有规律的睡眠模式。白天清醒的时间更长，晚上睡眠的时间更多。在这个孕周，很难区别宝宝是睡着还是醒着。通常，宝宝大部分时间是安静的，有时候会活动一下。

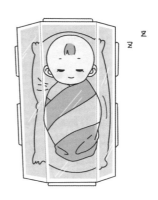

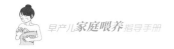

体位目标

宝宝出院回家之前的体位目标是能够保持各种体位的稳定。这个孕周的宝宝会突然动一下,有时候扭动或者惊跳。宝宝会尽力伸展一下手臂和腿部,但是自己不能控制这些动作,他们需要得到帮助才能维持各种体位。

看、听和嗅觉方面目标

宝宝出院前接受短时间的感官刺激时可以维持稳定,这个孕周宝宝的眼睛通常是闭着的,即便宝宝很小,现在也已经可以分辨妈妈的声音和味道了。

作为爸爸妈妈,你也不用太担心,新生儿重症监护病房的医护人员会和你一起努力照护好宝宝,直到他／她出院。你可以在宝宝出院前就开始参与照顾他／她,多和医护人员沟通,在照护宝宝的过程中,注意观察宝宝表现出的状态。例如他／她什么时间需要休息,什么情况表示需要安静了。

二、父母如何照护早产宝宝

触摸宝宝,拥抱宝宝

你可以轻轻地握住宝宝的手或者身体其他部位,这个孕周的宝宝不喜欢被抚摸或者拨弄。你可以用手环绕在宝宝身体的周围,把手绕在宝宝的头部、屁股或者脚部,或者把你的手指放在宝宝的手中让宝宝抓握。你也可以做袋鼠式照护——抱着宝宝贴近妈妈的前胸,宝宝只兜尿布,赤裸着身体与妈妈（爸爸）赤裸的前胸进行肌肤与肌肤的接触。这种照护要在宝宝感觉舒服、稳定的时候进行。

喂养宝宝需要注意什么

宝宝在这个孕周还不能自己吸吮奶头，要用鼻饲管喂养，你可以观察宝宝有没有吸吮嘴巴里的胃管，为了更好地喂养宝宝，你需要尽可能地提供充足的母乳给宝宝，所以妈妈产后要尽快收集母乳，正确地收集母乳非常重要（详见第 2 章）。

宝宝睡着的时候要做什么

宝宝睡着的时候，尽量不要弄醒他 / 她，避免光线直接照射到他 / 她的脸上，要保证宝宝有充足的休息时间，这样他 / 她才能储存能量。保持宝宝周围环境安静，没有噪声。

怎么帮助宝宝维持体位

宝宝的体位应该是手靠近自己的脸部，腿应该屈曲着，像在子宫里面那样，让宝宝睡在像鸟巢一样有边界的包被里面，维持一种依偎着的姿势，并且帮助宝宝的腿部 / 手臂的伸展和屈曲。

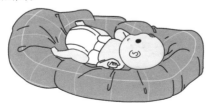

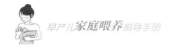
怎么帮助宝宝避免感官刺激

轻轻地掀开暖箱的罩子，以便光线慢慢地向宝宝的身体过渡，如果光线特别亮或者直接照射到宝宝脸上都需要遮住宝宝的眼睛。避免宝宝的床周围有大的声音，尽可能保持安静。每次只为宝宝做一件事情，如仅仅用手覆盖在宝宝的身体上，或者轻轻地对着宝宝说话，不能同时做这两件事情，也不要让宝宝周围有强烈的气味，如香水味或者其他化妆品的香味。

如何给宝宝换尿布

换尿布的时候应该有另一个人帮助，用双手包绕宝宝的身体，为宝宝提供安全感。因为换尿布对于这个孕周的宝宝来说是一种刺激性动作。换尿布时不能高举宝宝的双腿，而应该轻轻地转动宝宝的身体来进行。

如何清洁宝宝的身体

如果宝宝身上有静脉导管、呼吸支持设备等，最好由护士跟你一起给宝宝清洁身体。这个孕周的宝宝还不能控制好自己体温，因此，沐浴的时间要尽可能短，没有十分必要不要给宝宝沐浴。这个孕周的宝宝不应该接受盆浴，最好是局部清洁，也就是说根据宝宝的需

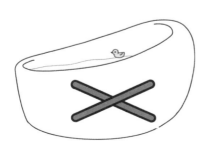

要给予清洁，哪里脏清洁哪里，使用清洁柔软的布来清洁，动作要轻柔。千万记住，只有宝宝身体某个部位特别脏的时候才需要清洁，而且需要另外一个人用手包绕宝宝的手臂和腿部，为宝宝提供安全感，使他／她整个过程中保持安静。

孕26～28周早产宝宝的生理特点与日常照护

孕26～28周的宝宝，意味着宝宝提早12～14周出生。这样小的孕周，宝宝的器官和感觉都没有发育好，你触碰这么小的宝宝时要非常轻柔和小心，和宝宝说话的声音也应该非常温柔，室内光线应该非常幽暗。

一、了解这个孕周宝宝的发育目标

触摸和拥抱目标

宝宝出院回家的指标是能够维持好自己的体温，生命体征能够稳定，也就是体温、心率、呼吸、血压、血氧饱和度都是稳定的，父母抱着宝宝的时候他／她非常稳定。

这个孕周的宝宝皮肤非常柔嫩，如果有人触碰到他／她，宝宝会非常敏感。宝宝还不能很好地维持体温，所以必须"住"在暖箱里面。宝宝住在暖箱里面时也要持续监测体温，医护人员根据测得的体温及时做出调整。

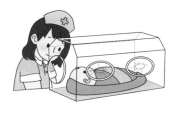

喂养目标

宝宝出院前，喂养需达到的最终目标是你能够自行喂养宝宝，并知道如何提供给宝宝理想的、满足其生长发育的营养。

这个孕周的宝宝，你会看到他／她吸吮嘴里的胃管，也会吸吮手指，宝宝需要有一个安抚奶嘴，但此时他／她还无法自己含住，需要你在旁边将安抚奶嘴扶在宝宝的嘴里，他／她才能吸吮，不然就会掉下来。你的宝宝依然需要通过静脉提供营养，还有一部分营养需要由鼻饲管给予。

睡眠目标

宝宝出院回家之前睡眠的最终目标是宝宝可以仰卧睡眠，形成有规律的睡眠模式。白天清醒的时间逐渐增多，晚上睡眠的时间也增多了。在这个孕周，很难区别宝宝是睡着还是清醒着。通常，宝宝大部分时间是安静的，有时候会活动一下。

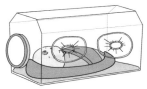

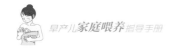

体位目标

宝宝出院回家之前的体位目标是能够保持各种体位的稳定。这个孕周的宝宝会突然动一下，有时候扭动或者惊跳。宝宝会尽力伸展一下手臂和腿部，但是自己不能控制这些动作，他们需要得到帮助才能维持各种体位。

看、听和嗅觉方面目标

出院前宝宝接受短时间的感官刺激时应可以维持稳定。在这个孕周，宝宝的眼睛可以短暂地睁开，但还是不能关注到你或者其他人，也不能看清其他东西，因为宝宝很小，他／她的听力很敏感，这个孕周的宝宝可以识别妈妈的声音，并且具备一定的嗅觉和味觉了。

作为爸爸妈妈，你也不用太担心，新生儿重症监护病房的医护人员会和你一起努力照护好宝宝，直到他／她出院。你可以在宝宝出院之前就开始参与照顾宝宝，多和医护人员沟通，在照护宝宝的过程中，注意观察宝宝表现出的状态，例如他／她什么时间需要休息，什么情况表示需要安静了。

二、父母如何照护早产宝宝

触摸宝宝，拥抱宝宝

准备触碰宝宝之前，可以先用温柔的声音对宝宝说话，然后慢一点、温柔一点、稳稳地把手放在他／她的身体上，不要突然放上去，宝宝会表现出惊跳。当触摸宝宝时，不要拨弄或者摩擦宝宝，可以持续地轻轻地把双手覆盖在宝宝的身体上。一定要记住慢且温柔，也可以轻轻地握住宝宝的手或者身体其他部位，但是不能来回抚摸或者摩擦。可以把你的手指放在宝宝的手中促使他／她抓握，也可用双手包绕宝宝的头和屁股。当把手移开时也应该温柔而缓慢，不应该突然进行。你也可

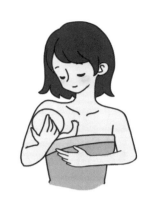

以进行袋鼠式照护——将宝宝兜好尿布赤裸身体贴近妈妈（爸爸）赤裸的前胸，一定要肌肤与肌肤接触，非常提倡这样。当然，做袋鼠式照护前要医护人员和你一起评估宝宝的情况，经过允许后才可以进行。

喂养宝宝需要注意什么

可以使用一块浸润了母乳的棉垫放在宝宝暖箱头部周围，这样宝宝一边鼻饲的时候，一边可以闻到母乳的味道。宝宝可以短时间吸吮安抚奶嘴（每次只能吸吮几下），需要有人帮忙扶住奶嘴，宝宝才能吸吮。为了让宝宝吃到母乳，建议你尽早开始收集母乳，使用合适的吸奶器。袋鼠式照护会帮助你分泌更多的母乳。

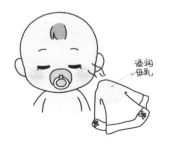

浸润母乳

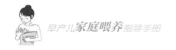

宝宝睡着的时候要做什么

当宝宝在睡眠中，尽量不要触碰他／她，不要弄醒他／她，避免宝宝床周围有噪声和光线，尽可能提供给宝宝更多休息时间，这样他／她才能储存更多的能量，有助于生长发育。如果需要对宝宝进行护理，要先把手轻轻地放在宝宝身上，待宝宝慢慢醒过来之后才能进行。

怎么帮助宝宝维持体位

睡眠时，宝宝处于胎儿的姿势，手臂和腿屈曲，就像在子宫里面一样。当你更换宝宝体位或者做任何护理操作时都应该轻柔而缓慢地进行，避免突然翻动宝宝。当更换体位时要使宝宝的手臂和腿屈曲并贴近其身体，要给宝宝提供边界，像在鸟巢里面，来促进宝宝手臂和腿的伸展和屈曲。

怎么帮助宝宝避免感官刺激

避免明亮的光线直接照射宝宝的眼睛，避免宝宝周围有噪声，避免床周围有任何视觉上的刺激。当与宝宝说话时应该声音轻柔。保护宝宝，避免让宝宝闻到强烈的气味，例如香水、须后水或者其他有香味的乳液。

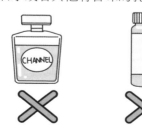

如何给宝宝换尿布

换尿布的时候应该有另一个人帮助，用双手包绕宝宝的身体，为宝宝提供安全感。因为换尿布对于这个孕周的宝宝来说是一种刺激性动作。换尿布时不能高举宝宝的双腿，而应该轻轻地转动宝宝的身体来进行。

如何清洁宝宝的身体

如果宝宝身上有静脉导管、呼吸支持设备等，最好由护士跟你一起给宝宝清洁身体。这个孕周的宝宝还不能调节体温，因此，沐浴的时间要尽可能缩短，没有十分必要不要给宝宝沐浴。这个孕周的宝宝不应该接受盆浴，最好是局部清洁，也就是说根据宝宝的需要给予清洁，哪里脏清洁哪里，使用清洁柔软的布来清洁，动作要轻柔，千万记住，只有宝宝身体某个部位特别脏的时候才需要清洁，而且要有另外一个人用手包绕宝宝的手臂和腿部，为宝宝提供安全感，使他／她在整个过程中都保持安静。

孕28～30周早产宝宝的生理特点与日常照护

　　孕 28 ～ 30 周的宝宝，也就意味着宝宝提早 10 ～ 12 周出生。这样小的孕周，宝宝的器官和感觉都没有发育好，你触碰这么小的宝宝时要非常轻柔和小心，和宝宝说话的声音也应温柔，室内光线应该调暗。照护宝宝应该是很特别的事情，因为宝宝是如此小、不成熟。这样小的宝宝需要住在新生儿重症监护病房，这时早产儿父母需要了解和参与些什么呢？

一、了解这个孕周宝宝的发育目标

触摸和拥抱目标

　　宝宝出院回家的指标是宝宝能够维持好自己的体温，生命体征能够稳定，也就是体温、心率、呼吸、血压、血氧饱和度都是稳定的，父母抱着宝宝的时候他／她非常稳定。

　　这个孕周的宝宝对于触碰非常敏感，当触碰宝宝身体的时候，通常你会看到宝宝另一侧身体也会出现动作。

喂养目标

宝宝出院前，喂养需达到的最终目标是你能够自行喂养宝宝，并知道如何提供给宝宝理想的、满足宝宝生长发育的营养。

这个孕周的宝宝有了味觉和嗅觉，并且可能注意到他／她有了"觅食"的表现。无论是配方奶还是母乳都仍需要用胃管进行喂养。宝宝可能喜欢安抚奶嘴，但是需要你用手帮他／她扶住。

睡眠目标

宝宝出院回家之前睡眠的最终目标是宝宝可以仰卧睡眠，形成有规律的睡眠模式。白天清醒的时间更长，晚上睡眠的时间更多。在这个孕周，很难区别宝宝是睡着还是醒着，随着宝宝矫正月龄逐渐增大，他／她的睡眠模式逐渐明显，宝宝可能表现出短暂的"警觉"或者昏昏欲睡的状态，大约30周时深睡眠的时间会开始增加。

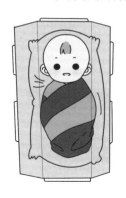

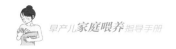
体位目标

宝宝出院回家之前的体位目标是能够保持各种体位的稳定。这个孕周的宝宝会突然动一下，他／她的腿可能会开始自主活动了，在这个阶段，宝宝会尽量伸展他／她的腿和手臂。

看、听和嗅觉方面目标

出院前宝宝接受短时间的感官刺激时应可以维持稳定。这个孕周宝宝的眼睛可以短暂地睁开，但还是不能关注到你或者其他人，也不能看清其他东西。虽然宝宝很小，但他／她的听力很敏感，这个孕周的宝宝可以识别妈妈的声音，宝宝听到你的声音会变得安静，静静地聆听你的声音，甚至可能会转过脸看看你。

作为爸爸妈妈，你也不用太担心，新生儿重症监护病房的医护人员会和你一起努力照护好宝宝，直到他／她出院。你可以在宝宝出院之前就开始参与照护他／她，多和医护人员沟通，在照护宝宝的过程中，注意观察宝宝表现出的状态，例如他／她什么时间需要休息，什么情况表示需要安静了。

二、父母如何照护早产宝宝

触摸宝宝，拥抱宝宝

你轻轻地对宝宝说话，轻轻地、慢慢地触摸宝宝，并观察宝宝的反应，看他／她是否能耐受。如果他／她接受，你可以持续地用温柔的手轻轻地覆盖在宝宝腿上、上半身或者头部，避免摩擦宝宝的肌肤或者拨弄宝宝。你也可以用手温柔地、稳定地覆盖在宝宝的头部和身体的下半部分，用手包绕着宝宝。当你拥抱宝宝的时候，把宝宝包裹在毯子里，并且使宝宝的手臂和腿靠近其身体，触摸和拥抱宝宝都需要轻而慢。护士会在暖箱里将宝宝轻柔地包裹好并送到你的手臂中。你只需要安静地抱着宝宝，不要摇晃。宝宝的孕周还很小，他／她不能适应摇晃的动作。当你触摸拥抱结束，轻轻地将宝宝放回暖箱里，并轻柔地把手从他／她的身体上移开，避免突然地变换动作。你也可以进行袋鼠式照护——将宝宝兜好尿布赤裸身体贴近妈妈或者爸爸赤裸的前胸，一定要肌肤与肌肤接触，非常提倡这样。当然，做袋鼠式照护前要医护人员和你一起评估宝宝的情况，经过允许后才可以进行。

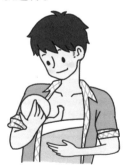

喂养宝宝需要注意什么

在鼻饲喂养宝宝时，可以用一块浸润了母乳的棉垫放在宝宝暖箱头部周围，管饲喂养时可以同时提供安抚奶嘴，还可以抱着宝宝进行鼻饲喂养。使用安抚奶嘴需要有人帮忙扶住，否则容易掉落下来。为了宝宝能够吃上母乳，你需要尽早开始收集母乳，正确泵乳，袋鼠式照护会帮助你分泌更多的母乳（详见第 2 章）。

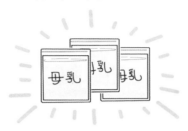

宝宝睡着的时候要做什么

当宝宝在睡眠中时，尽量不要触碰他／她，不要弄醒他／她，避免宝宝床周围有噪声和光线，尽可能提供给宝宝更多休息时间，这样他／她才能储存更多的能量，有助于生长发育。如果需要对宝宝进行护理操作，要先把手轻轻地放在宝宝身上，待宝宝慢慢醒过来之后才能进行。

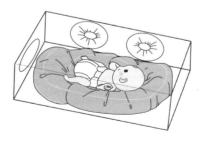

怎么帮助宝宝维持体位

睡眠时，宝宝处于胎儿的姿势，手臂和腿屈曲，就像在子宫里面一样。当你更换宝宝的体位或者做任何护理操作时都应该轻柔而缓慢地进行，避免突然翻动宝宝。当更换体位时要使宝宝的手臂和腿屈曲并贴近其身体，要给宝宝提供边界，像在鸟巢里面，来促进宝宝手臂和腿的伸展和屈曲。

怎么帮助宝宝避免感官刺激

在触碰宝宝之前先轻轻地告知宝宝，避免明亮的光线直接照到宝宝的眼睛。避免宝宝周围有噪声，不要企图引导宝宝看一些玩具或者图片。保护宝宝，避免让宝宝闻到强烈的气味，例如香水、须后水或者其他有香味的乳液，可以放一些沾有妈妈味道的物品在宝宝的床头，例如浸润了母乳的手帕。

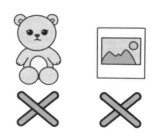

如何给宝宝换尿布

换尿布的时候应该有另一个人帮助，用双手包绕宝宝的身体，为宝宝提供安全感。因为换尿布对于这个孕周的宝宝来说是一种刺激性动作。换尿布时不能高举宝宝的双腿，而应该轻轻地转动宝宝的身体来进行。

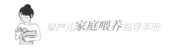

如何清洁宝宝的身体

30 周以前出生的宝宝都很难维持体温，因此沐浴的时间要尽可能缩短，没有十分必要不要给宝宝沐浴。根据宝宝的需要给予清洁，哪里脏清洁哪里，使用清洁柔软的布来清洁，动作要轻柔。如果宝宝身上有静脉导管、呼吸支持设备等，最好由护士跟你一起做沐浴的事情。需要有另外一个人用手包绕宝宝的手臂和腿部，为宝宝提供安全感，使他／她在整个过程中都保持安静。

孕30～32周早产宝宝的
生理特点与日常照护

孕 30 ～ 32 周的宝宝，也就意味着宝宝提早 8 ～ 10 周出生。这样小的孕周，宝宝的器官和感觉都没有发育好，你触碰这么小的宝宝时要非常轻柔和小心，和宝宝说话的声音应该非常温柔，室内光线应该调暗。照护宝宝应该是很特别的事情，因为宝宝是如此小、不成熟。这样小的宝宝需要住在新生儿重症监护病房，这时早产儿父母需要了解和参与些什么呢？

一、了解这个孕周宝宝的发育目标

触摸和拥抱目标

宝宝出院回家的指标是宝宝能够维持好自己的体温，生命体征能够稳定，也就是体温、心率、呼吸、血压、血氧饱和度都是稳定的，父母抱着宝宝的时候他／她非常稳定。总之，这个孕周宝宝的肌肤对于触碰非常敏感。

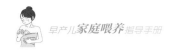

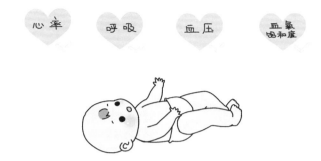

喂养目标

宝宝出院前，喂养需达到的最终目标是你能够自行喂养宝宝，并知道如何提供给宝宝理想的、满足宝宝生长发育的营养。

为了能够直接母乳喂养或者奶瓶喂养，宝宝需要练习吸吮-吞咽-呼吸动作的协调性。这个孕周的宝宝吸吮节奏、吞咽和呼吸开始协调，可以通过鼻饲管喂给宝宝配方奶或者母乳。当宝宝想吃奶时，他／她开始烦躁难以入睡，意味着你可以开始喂养宝宝了。你也可以给宝宝提供安抚奶嘴，或者让宝宝吸吮手指。

睡眠目标

宝宝出院回家之前睡眠的最终目标是宝宝可以仰卧睡眠，形成有规律的睡眠模式，白天清醒的时间更长，晚上睡眠的时间更多。在这个孕周，开始容易区分宝宝是睡着（很少有动作）还是清醒（有很多动作）。

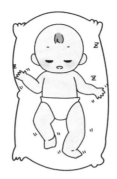

体位目标

　　宝宝出院回家之前的体位目标是能够保持各种体位的稳定。这个孕周的宝宝动作变得更加有目的性。他／她会把手或腿靠近身体，但是可能需要有人帮忙扶住才能使得手脚维持在那个位置，宝宝在这个阶段经常会做伸展动作。

看、听和嗅觉方面的目标

　　出院前宝宝接受短时间的感官刺激时应可以维持稳定。这个孕周宝宝的眼睛可以短暂地睁开，可以短时间地关注你的脸，这个孕周的宝宝可以识别妈妈的声音，他／她喜欢温柔的声音。

　　作为爸爸妈妈，你也不用太担心，新生儿重症监护病房的医护人员会和你一起努力照护好宝宝，直到他／她出院。你可以在宝宝出院之前就开始参与照护，多和医护人员沟通，在照护宝宝的过程中，注意观察宝宝表现出的状态，例如他／她什么时间需要休息，什么情况表示需要安静了。

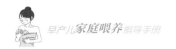

二、父母如何照护早产宝宝

触摸宝宝，拥抱宝宝

触摸宝宝之前你先轻轻地对宝宝说话，并观察宝宝的反应，看他／她是否能够耐受，要避免摩擦宝宝的肌肤或者拨弄宝宝，可以持续地用充满温柔力量的手轻轻地覆盖在宝宝腿上、上半身或者头部。或者你用手帮助宝宝将他／她的手臂和腿部屈曲并贴近身体，将宝宝的手靠近宝宝的脸部。当你拥抱宝宝的时候，安静地抱着宝宝，不要摇晃，宝宝的孕周还很小，他／她不能适应摇晃的动作。抱着宝宝的时候，如果宝宝处于浅睡眠状态，可以用轻柔的声音对他／她说话，当触摸拥抱结束，轻柔地将宝宝放回暖箱里面，并把你的手从他／她的身体上轻轻移开，尽量避免突然地变换动作。你也可以进行袋鼠式照护——将宝宝兜好尿布赤裸身体贴近妈妈（爸爸）赤裸的前胸，一定要肌肤与肌肤接触，非常提倡这样。当然，做袋鼠式照护前要医护人员和你一起评估宝宝的情况，经过允许后才能进行。

喂养宝宝需要注意什么

如果宝宝能够耐受，尽可能在鼻饲喂养时给宝宝一个安抚奶嘴去吸吮，在开始用奶嘴进行喂养前可以先给宝宝闻一闻乳汁的味道。另外，喂养宝宝前注意尽可能地不要对宝宝进行其他的操作，例如换尿布、换床单、洗澡等，否则宝宝容易感到疲倦。喂养的时候，他／她可能会表现出无力吸吮，尽可能保持宝宝周围环境安静，可以让宝宝练习吸吮妈妈的乳房，这样可以为之后妈妈对宝宝进行哺乳做准备。

宝宝睡着的时候要做什么

当宝宝在睡眠中，尽量不要触碰他／她，不要弄醒他／她，避免宝宝床周围有噪声和光线，尽可能提供给宝宝更多休息时间，这样他／她才能储存更多的能量，有助于生长发育。如果需要对宝宝进行护理操作，要先把手轻轻地放在宝宝身上，待宝宝慢慢醒过来之后才能进行。

怎么帮助宝宝维持体位

睡眠时，宝宝处于胎儿的姿势，手臂和腿屈曲，就像在子宫里面一样。当你更换宝宝体位或者做任何护理操作时都应该轻柔而缓慢地进行，避免突然翻动宝宝。当更换体位时要使宝宝的手臂和腿屈曲并贴近其身体，要给宝宝提供边界，像在鸟巢里面，来促进宝宝手臂和腿的伸展和屈曲。宝宝开始经常做伸展的动作，你需要观察宝宝想更换体位的暗示，可能需要你频繁地帮助宝宝更换体位。

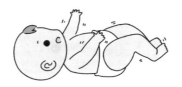

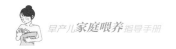

怎么帮助宝宝避免感官刺激

在宝宝处于清醒或者浅睡眠的时候可以跟他／她说话，和宝宝互动，对宝宝进行各种操作。尽可能让宝宝多睡眠，避免明亮的光线直接照到宝宝的眼睛，给宝宝避光，可以使宝宝更容易地睁开眼睛看周围的环境和人，当宝宝眼睛睁开的时候，尽可能保持安静，周围物品应该是静止的，不要提供转动的玩具，因为宝宝还不具备关注移动物品的能力。当宝宝在清醒状态时，可以让他／她听短时间的温柔的、有节律的声音，例如妈妈温柔的歌声，可以给宝宝闻沾有妈妈体味的物品，例如浸润母乳的手帕，但要注意避免手帕遮住宝宝的口鼻。保护宝宝，避免让宝宝闻到强烈的气味，如香水、须后水或者其他有香味的乳液。尽可能给宝宝提供吸吮安抚奶嘴的机会，这可以帮助宝宝保持平静。不建议让宝宝看玩具或者照片、图片等。

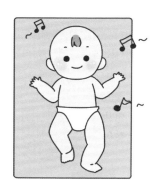

如何给宝宝换尿布

换尿布的时候应该有另一个人帮助，用双手包绕宝宝的身体，为宝宝提供安全感。因为换尿布对于这个孕周的宝宝来说是一种刺激性动作。换尿布时不能高举宝宝的双腿，而应该轻轻地转动宝宝的身体来进行。换尿布需要轻柔而缓慢地进行。

如何清洁宝宝的身体

如果宝宝身上有静脉导管、呼吸支持设备等，最好由护士跟你一起给宝宝清洁身体，沐浴时候可以使用清洁柔软的布来清洁身体脏的部位。这个孕周的宝宝可以全身沐浴，也可以局部清洁。沐浴时应该非常小心，动作要轻柔，没有十分必要不要给宝宝沐浴。沐浴时要有另外一个人用手包绕宝宝的手臂和腿部，为宝宝提供安全感，使他／她在整个过程中都保持安静。

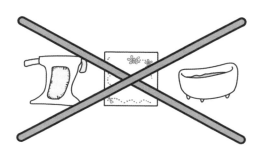

孕32～36周早产宝宝的生理特点与日常照护

　　孕 32 ～ 36 周的宝宝，也就意味着宝宝提早 4 ～ 8 周出生。这样小的孕周，宝宝的器官和感觉都没有发育好，你触碰这么小的宝宝时要非常轻柔和小心，和宝宝说话的声音也应该非常温柔，室内光线应该非常幽暗。照护宝宝应该是很特别的事情，因为宝宝是如此小、不成熟。这样小的宝宝需要住在新生儿重症监护病房，这时早产儿父母需要了解和参与些什么呢？

一、了解这个孕周宝宝的发育目标

触摸和拥抱目标

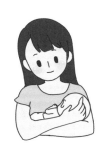

　　宝宝出院回家的指标是能够维持好自己的体温，生命体征能够稳定，也就是体温、心率、呼吸、血压、血氧饱和度都是稳定的，父母抱着宝宝的时候他／她非常稳定。

　　这个孕周宝宝对于触碰的耐受性有所增加了。

喂养目标

宝宝出院前，喂养需达到的最终目标是你能够自行喂养宝宝，并知道如何提供给宝宝理想的、满足宝宝生长发育的营养。

这个孕周的宝宝经常是醒着的，他／她也会让妈妈知道他／她什么时候饿了，同时他／她的吸吮－吞咽－呼吸动作开始变得协调。他们可以吸吮乳头，并最终完全由母亲亲喂或者由奶瓶喂养。当然，这个时候宝宝可能还无法完全吃完奶瓶里面的奶，你可以给宝宝提供安抚奶嘴，也可以让宝宝吸吮自己的手指来进行自我安抚，如果喂养之前吸吮安抚奶嘴的时间过长，可能会消耗他／她的能量，喂奶时宝宝可能会显得疲倦，所以喂养前不要让宝宝吸吮奶嘴时间过长。

关于宝宝是否使用安抚奶嘴是要看个体情况。如果宝宝喜欢吸吮安抚奶嘴就给他／她。安抚奶嘴可以满足宝宝口欲期的需求，安抚其情绪，并能锻炼吸吮－吞咽－呼吸动作的协调，促进消化液的分泌，使吃进去的乳汁消化得更好，但如果宝宝拒绝使用安抚奶嘴，也不必勉强。

睡眠目标

宝宝出院回家之前睡眠的最终目标是宝宝可以仰卧睡眠，形成有规律的睡眠模式。白天清醒的时候更长，晚上睡眠的时间更多。在这个孕周,比较容易区分宝宝是睡着(很少有动作)还是清醒（有很多动作）。

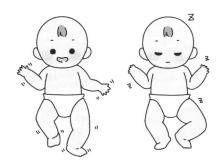

体位目标

宝宝出院回家之前的体位目标是能够保持各种体位的稳定。这个孕周的宝宝可以来回移动他／她的手脚，宝宝可以伸展手臂和腿部，然后又将手脚收回靠近其身体两侧，不过可能需要照顾者帮助他们维持体位，通常这个孕周宝宝的动作更加自如了。

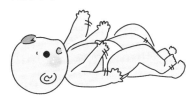

看、听和嗅觉方面目标

宝宝现在可以耐受一些声音了，对于关注别人的脸和探索周围的环境显示出了兴趣。如果宝宝探索的时间过长可能会显得疲惫。

作为爸爸妈妈，你也不用太担心，如果宝宝住在新生儿病房，医护人员会和你一起努力照护好宝宝，直到他／她出院。你可以在宝宝出院之前就开始参与照护宝宝，多和医护人员沟通，在照护宝宝的过程中，注意观察宝宝表现出的状态，例如宝宝他／她什么时间需要休息，什么情况表示需要安静了。

二、父母如何照护早产宝宝

触摸宝宝，拥抱宝宝

　　触摸之前你先轻轻地对宝宝说话，并观察宝宝的反应，看他／她是否能够耐受，要避免摩擦宝宝的肌肤或者拨弄宝宝，可以持续地用充满温柔力量的手轻轻地覆盖在宝宝腿上、上半身或者头部，并且不要动来动去。支持宝宝处于屈曲的卧位，使宝宝的手臂和腿部屈曲并贴近其身体，将宝宝的手靠近其脸部。当你拥抱宝宝的时候，安静地抱着宝宝，不要摇晃，宝宝逐渐开始适应体位的变换。抱着宝宝的时候，如果他／她处于浅睡眠状态，可以用轻柔的声音对他／她说话。当触摸拥抱结束，轻轻地把你的手从他／她的身体上移开，尽量避免突然地变换动作。

你也可以进行袋鼠式照护——将宝宝兜好尿布赤裸身体贴近妈妈（爸爸）赤裸的前胸，一定要肌肤与肌肤接触，非常提倡这样。当然，做袋鼠式照护前要医护人员和你一起评估宝宝的情况，经过允许后才能进行。

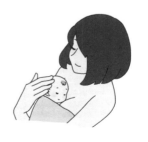

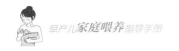

喂养宝宝需要注意什么

如果宝宝是鼻饲喂养，尽可能在喂养时给宝宝一个安抚奶嘴去吸吮，在开始乳房喂养之前可以先给宝宝闻一闻乳汁的味道。另外，喂养宝宝前注意尽可能地不要对宝宝进行其他的操作，例如换尿布、换床单、洗澡等，否则宝宝容易感到疲倦。喂奶的时候，他／她可能会表现出无力，尽可能保持宝宝周围的环境安静，可以让宝宝练习吸吮妈妈的乳房，这样可以为妈妈之后对宝宝进行哺乳做准备。

如果宝宝开始母乳喂养了，那么在每次喂奶前都要尝试着乳房喂养。鼓励母亲每 3 小时泵乳 1 次，直到宝宝的喂养模式建立。喂奶时，把宝宝舒服地包裹在毯子里，让宝宝的手靠近其脸部，腿靠近其身体，宝宝的脚应该靠在一个平面上（例如母亲的腿或者腹部）。母乳喂养时应遮挡直接照射到宝宝脸上的光线，哺乳时周围应保持安静，这样宝宝才能够聚精会神地吸吮－吞咽－呼吸。在母乳喂养过程中，根据需要可以停下来让宝宝打嗝。当你帮助宝宝打嗝时，要温柔，不要过于猛烈地拍击宝宝的后背。

如果宝宝是奶瓶喂养，在喂奶前和喂奶过程中都要减少在宝宝周围的活动，避免对宝宝的打扰，开始奶瓶喂养之前也应该让宝宝闻一闻乳汁的味道。喂奶时，用毯子舒服地包裹宝宝，把手放在靠近宝宝的脸部，腿靠近宝宝的身体，避免光线直接照射到宝宝的脸上。喂奶期间尽量保持安静，这样他／她才能够聚精会神地吸吮、吞咽和呼吸。喂奶过程中，大部分时候轻轻倾斜抱着宝宝，这样可以有助于宝宝控制吞咽的频率。保持奶嘴在宝宝的嘴里不要动，不要移来移去或者转动奶嘴，即便是宝宝停顿下来休息的时候，也不要去转动宝宝嘴里的奶嘴，他／她可能正在协调吸吮、呼吸和吞咽。你要根据需要停下来让宝宝打嗝，当你帮助宝宝打嗝时，要温柔，不要过于猛烈地拍击宝宝的后背。还要让早产宝宝学习吸吮母亲的乳房，这样有助于宝宝以后接受母乳喂养。为了自我安慰，你可以为宝宝提供吸吮安抚奶嘴的机会。

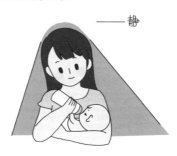

—— 静

宝宝睡着的时候要做什么

当宝宝在睡眠中，尽量不要触碰他／她，不要弄醒他／她，避免宝宝床周围有噪声和光线，尽可能提供给宝宝更多休息时间，这样他／她才能储存更多的能量，有助于生长发育。如果需要对宝宝进行护理操作，要先把手轻轻地放在宝宝身上唤醒宝宝再进行。待宝宝清醒后，就可以对宝宝进行照护操作。

怎么帮助宝宝维持体位

睡眠时，宝宝处于胎儿的姿势，宝宝的手靠近其脸部，手臂和腿屈曲。让宝宝睡在像鸟巢有边界的包被里面。照护

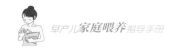

宝宝，例如更换体位时，应该轻柔地进行，不能突然变换体位或者突然进行操作。宝宝会伸展四肢，经常做出各种动作，可能会经常暗示你帮忙更换体位，仍然可以通过给宝宝提供有边界的鸟巢来促进宝宝手臂和腿的伸展和屈曲。

怎么帮助宝宝避免感官刺激

在宝宝处于清醒的时候和宝宝互动，形成规律的照护模式，例如喂养、更换尿布、互动、睡眠。宝宝床周围尽可能提供幽暗的灯光，并让宝宝逐渐适应白天和晚上的变化，光线明亮时，遮住宝宝的眼睛，防止被照射到。当宝宝努力地去看的时候，可以尽量挡住光线，避免宝宝周围有噪声。提供短期、柔和、有节律的声音。例如宝宝白天醒着的时候给他／她听一些轻柔的歌声。保护宝宝，避免让宝宝闻到强烈的气味，香水、须后水或者其他有香味的乳液。尽可能给宝宝提供吸吮安抚奶嘴的机会，可以帮助宝宝保持平静。

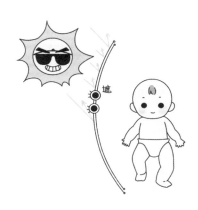

如何给宝宝换尿布

更换尿布时，给宝宝身体提供边界，避免让宝宝感到
应激。更换尿布期间帮助宝宝的手臂靠近身体，慢慢移动
宝宝，动作要轻柔。

如何清洁宝宝的身体

如果只是给宝宝擦浴，要根据宝宝的情况是否稳定才
能决定是否给予擦浴，如果宝宝身上有静脉导管、呼吸支
持设备等，最好由护士跟你一起给宝宝沐浴，使用清洁柔
软的布擦干净身体脏的部位。擦浴时给宝宝的手臂和腿进
行安抚，让宝宝在擦浴过程中保持安静。这个孕周的宝宝
可以盆浴，你可以请人协助你进行。一个人用手包绕宝宝
的手臂和腿部，为宝宝提供安全感，使他／她在整个过程
中都保持安静。

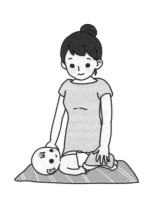

孕36～40周早产宝宝的
生理特点与日常照护

这时候的宝宝已经接近足月了，整个生理系统在这个阶段逐渐成熟，你可以温柔地为宝宝提供各种照护。以下信息描述了对宝宝的照护目标，并介绍了这个孕周宝宝的发育情况。

一、了解这个孕周宝宝的发育目标

触摸和拥抱目标

这个孕周的宝宝能够维持好自己的体温，生命体征能够稳定，也就是体温、心率、呼吸、血压、血氧饱和度等各方面都是稳定的，父母抱着宝宝的时候他／她非常稳定。

这个孕周宝宝的皮肤已经成熟，但仍然敏感。

喂养目标

宝宝喂养的目标是你能够自行喂养宝宝，并知道如何提供给宝宝理想的、满足宝宝生长发育的营养。

在这个孕周，宝宝通常会醒过来让妈妈知道他／她什么时候饿了。吸吮－吞咽－呼吸动作逐渐协调。无论宝宝在饥饿时或者安静时，他／她都可能喜欢吸吮手指，这时可以给宝宝提供安抚奶嘴。喂奶时，孕 38 周左右的宝宝开始接受互动、社交（例如你可以对着宝宝微笑、唱歌、交流）。

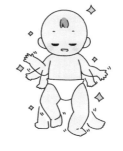

睡眠目标

宝宝睡眠的目标是宝宝可以仰卧睡眠，形成有规律的睡眠模式。白天清醒的时间更长，晚上睡眠的时间更多。此时很容易区分宝宝是睡着（很少有动作）还是清醒（有很多动作）。有时候宝宝虽然闭着眼睛，但是醒着的。

体位目标

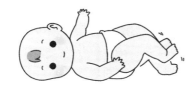

宝宝的体位目标是能够保持各种体位的稳定。这个孕周的宝宝有能力在大部分的时间维持屈曲的体位，宝宝的手臂可以自主地靠近其身体，并且表现出很多种运动，宝宝的运动通常是流畅的、可控制的。

看、听和嗅觉方面目标

宝宝感官发育的最终目标是他 / 她可以接受短时间的刺激并能适应这些刺激，维持稳定。宝宝可能显示短时间的清醒、警觉和社交能力，可以看到距离 20 ～ 25 cm 的物体，宝宝显示出对于人脸的兴趣，并探索环境，宝宝可以

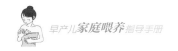
在没有其他刺激的情况下听到各种声音，宝宝通常 1 次能接受一种类型的刺激，例如看或者听。

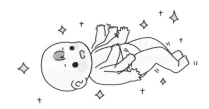

二、父母该如何照护早产宝宝

触摸宝宝，拥抱宝宝

触摸宝宝之前你先轻轻地对宝宝说话。拥抱宝宝时注意支持宝宝的手臂和腿部屈曲靠近其身体，将宝宝的手靠近他 / 她的脸。你触摸宝宝可以有不同的方式，包括温柔地、稳定地用手覆盖在宝宝的身上，或者有节律地抚摸或者轻拍宝宝；当你抱着宝宝他 / 她正处于浅睡眠状态时，可以轻柔地对宝宝唱歌。当触摸拥抱结束，可以轻柔而缓慢地把手从宝宝身上移开，尽量避免突然的变化。如果宝宝情况允许，可以选择进行袋鼠式照护——将宝宝兜好尿布赤裸身体贴近妈妈赤裸的前胸，一定要肌肤与肌肤接触，非常提倡这样。

喂养宝宝需要注意什么

如果宝宝开始母乳喂养了，经口喂养开始的时候就可以鼓励母乳喂养了。母亲应每 3 小时泵乳 1 次，直到宝宝的喂养模式建立。在喂奶前和喂奶过程中尽量减少照护的措施和活动。母乳喂养前让宝宝闻一闻妈妈乳汁的味道，喂奶时要将宝宝舒适地包裹在毯子里面，让宝宝的手靠近其脸部，腿屈曲靠近其身体，宝宝的脚应该靠在一个平面上（例如妈

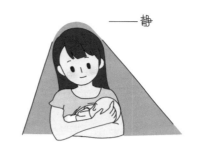

妈的腿或者腹部）。母乳喂养时应遮挡直接照射到宝宝脸上的光线，喂奶过程中，周围应保持安静，这样宝宝才能够聚精会神地吸吮 - 吞咽 - 呼吸。母乳喂养过程中，宝宝有时候会吸吮一会儿，然后停下，看看、听听，然后再开始吸吮。根据需要你可以停下来帮宝宝打嗝。当你帮助宝宝打嗝时，要温柔，不要过于猛烈地拍击宝宝的后背。

如果宝宝是奶瓶喂养，在喂奶前和喂奶过程中都要减少在宝宝周围的活动，开始奶瓶喂养之前也应该让宝宝闻一闻乳汁的味道。喂奶过程中，用毯子舒服地包裹宝宝，把手放在靠近宝宝的脸部，腿靠近宝宝的身体，宝宝的脚应该在某一个平面上休息（例如妈妈的腿或者腹部）。避免光线直接照射到宝宝的脸上。喂养宝宝期间，周围应保持安静，这样宝宝才能够聚精会神地吸吮 - 吞咽 - 呼吸。喂奶过程中，宝宝有时候会吸吮一会儿，然后停下，看看、听听，然后再开始吸吮。大部分时候轻轻倾斜抱着宝宝，这样可以有助于宝宝控制吞咽的频率。保持奶嘴在宝宝的嘴里不要动，不要移来移去或者转动奶嘴，即便是宝宝停顿下来休息的时候，也不要去转动宝宝嘴里的奶嘴。你要

根据宝宝摄入的奶量以及宝宝的行为表现，在需要时停下来帮宝宝打嗝，当你帮助宝宝打嗝时，要温柔，不要过于猛烈地拍击宝宝的后背。你可以为宝宝提供吸吮安抚奶嘴的机会来进行自我安慰。

如果宝宝住在医院里面，需要鼻饲喂养时：在鼻饲喂养时，如果宝宝能够耐受，可以提供吸吮安抚奶嘴的机会。在开始喂养之前，让宝宝闻一闻妈妈乳汁的味道。喂奶前和喂奶过程中尽量减少对宝宝的各种操作和活动，如果宝宝是足够稳定的，可以抱着宝宝进行鼻饲喂养。

宝宝睡着的时候要做什么

宝宝应该仰卧位（朝上睡），防止婴儿猝死综合征。每次操作前轻柔缓慢地把手放在他/她的身体上唤醒宝宝。待宝宝醒了，就可以对宝宝进行照护操作。

怎么帮助宝宝维持体位

支持宝宝的体位，宝宝的腿、手臂靠近其身体，将宝宝的手靠近其脸部，手臂和腿屈曲。宝宝睡眠时候应该仰卧位，醒来时候可以变换各种体位，短时间可以让宝宝坐直，例如坐在汽车座椅里面的时候。

怎么帮助宝宝避免感官刺激

可以对着宝宝说话和唱歌。调暗室内的灯光，避免光线直接照到宝宝的眼睛，因为他们会去看灯光。避免宝宝床周围有噪声。让宝宝看到你的脸，以及熟悉周围的环境，可以提供给宝宝吸吮安抚奶嘴的机会。逐渐发展规律的照护模式，例如喂养→更换尿布→互动→睡觉。

如何给宝宝换尿布

更换尿布时，给宝宝身体提供支持。

如何清洁宝宝的身体

如果只是给宝宝擦浴，要根据宝宝的情况才能决定是否给予擦浴，如果宝宝还在住院，身上有静脉导管、呼吸支持设备等，最好由护士跟你一起给宝宝沐浴，应该使用清洁柔软的布尽可能擦干净身体脏的部位，擦浴时给宝宝的手臂和腿进行安抚，让宝宝在沐浴过程中保持安静。这个孕周的宝宝可以盆浴，你可以请人协助你进行。一个人用手包绕宝宝的手臂和腿部，为宝宝提供安全感，使他 /她在整个过程中能保持安静。

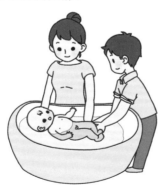

【扫描二维码，观看视频操作】
给早产宝宝洗澡

初生宝宝Q&A之宝宝黄疸怎么办

　　新生儿尤其是早产儿绝大部分都会发生黄疸的问题，那么爸爸妈妈要如何应对呢?

黄疸的基本知识

　　黄疸非常常见，3名婴儿会有2名发生黄疸。发生黄疸时，婴儿皮肤出现黄色或橙色。黄疸的发生是因为红细胞被破坏引起的，红细胞被破坏时释放一种化学物质叫胆红素，肝脏将血液中的胆红素从体内清除，正常情况下胆红素随着肠蠕动从肠道排出。如果胆红素没有找到排泄的出路，便会停留在皮肤中，引起皮肤颜色变黄。

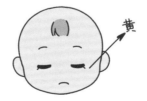

　　婴儿出生时体内有较多的红细胞，婴儿并不需要这么多的红细胞，这些多余的红细胞被破坏时就会释放出很多的胆红素。婴儿有皮肤软组织损伤时会有多余的细胞从体内清除，所以会有发生黄疸的危险。有时候，婴儿的血型不同于妈妈的血型，婴儿的红细胞会被破坏得更快。婴儿黄疸经常在出生后的 1 ～ 2 天内出现。

宝宝的肝脏需要有几天的准备时间来清除血中多余胆红素。早产儿的肝脏对于清除胆红素的工作更加困难。所以早产儿更容易发生黄疸。

大部分的健康婴儿黄疸并不严重，不需要治疗。开始几天会越来越严重，到出生后四五天达到高峰，之后黄疸每天会退一点。如果婴儿血液里的胆红素水平持续很高的话会引起伤害，特别高的胆红素会伤害到大脑，甚至引起听力丧失。通过化验婴儿的血可以知道血液里胆红素的水平。

父母亲经常会问"正常的胆红素水平是多少"。这取决于宝宝多大，胆红素上升的水平多快，一个出生后 3 天的宝宝正常的胆红素水平相对于一个出生后 1 天的宝宝来说就太高了。

哪些原因会导致黄疸发生

- 早产儿（在预产期前2周或更早出生）。
- 兄弟姐妹有发生过黄疸。
- 母乳喂养。
- 出生过程中受到过损伤。
- 分娩过程中使用过胎头吸引器等。

黄疸的相关检查

将宝宝抱至窗口，但是不要直接照射太阳光。将你的示指（食指）指端按压宝宝的前额、鼻子或者下巴（就像

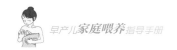

在检查一个桃子看它是否成熟了）。当你将手指移开，按压点的皮肤颜色会变淡几秒钟。如果按压点皮肤颜色看上去很黄，那就是黄疸。

在宝宝的上胸部和腹部重复上面按压的动作，黄疸发生时，通常是由脸上皮肤的颜色开始变黄，然后随着胆红素水平逐渐增高，逐渐地向下全身皮肤颜色变黄，一直到脚，检查眼白部分的颜色是否黄染。

如果宝宝胸部或肚子的颜色看上去很黄，或者你感觉到宝宝的黄疸在加重，请咨询相关专业医生，及时进行胆红素水平测定。

观察宝宝有没有黄疸是非常重要的，但是通过观察宝宝的皮肤黄染情况来确定黄疸的严重程度是非常不准确的，尤其是当胆红素水平很高时。

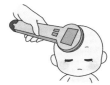
经皮胆红素仪测定胆红素水平

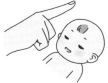
通过指端按压宝宝的前额、鼻子或者下巴

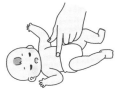
宝宝胸部或腹部看上去很黄，需要咨询医生

对于黄疸的宝宝还应该观察些什么

如果宝宝发生黄疸，要观察其他的征象，来帮助你判断是否胆红素水平太高了。一旦宝宝发生下列问题请及时咨询专业医生：

● 非常嗜睡，甚至于不愿意醒来吃奶。

- 非常烦躁，根本不想吃奶或者睡觉。
- 疲乏无力。
- 看上去很僵直，特别是手臂或者腿。
- 背部或者颈部弓形。
- 尖叫声或者哭声很高调。

黄疸的治疗

治疗黄疸最常见的方法是光疗，有一种特殊的光线可以促使皮肤中的胆红素转化成为另外一种物质，从而容易被身体清除。光疗可以防止胆红素增高到一个较为危险的水平，这需要几天的时间，也取决于宝宝黄疸产生的原因。通常光疗需要在医院内进行，有些地方可能也会在家中进行。

如何预防严重的黄疸发生

要完全预防黄疸是不可能的，但是父母亲可以做一些事情来预防黄疸变得更严重。坚持带黄疸宝宝随访，医生会评估宝宝的黄疸严重程度，会测试胆红素的水平。喂养非常重要，对于预防严重黄疸有帮助。规律地喂养母乳或奶粉会促进肠道蠕动。当婴儿肠道蠕动变慢，聚集在肠道内的胆红素会被重新吸收入血，母乳喂养时一天至少喂养8～10次。更频繁的母乳喂养有助于降低胆红素水平。如果宝宝因为各种情况没有得到很好地照护（例如宝宝总是很困想睡觉，宝宝哭闹拒绝吸吮，或者你的乳房胀痛），应该及时向医疗保健人员咨询，获得帮助。

第2章

母乳喂养早产宝宝

母乳是婴儿成长最自然、安全的天然食物，它含有婴儿生长所需的营养和免疫物质。对于早产宝宝来说，母乳才是他们健康成长的重要保障。

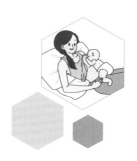

了解母乳喂养早产宝宝的益处

母乳喂养能从营养、环境、社会经济、心理等方面让宝宝和母亲受益。母乳是婴儿成长最自然、最安全、最完整（全面）的天然食物，它含有婴儿生长所需的所有营养和免疫物质，特别是母乳含有约 50% 的脂肪，除了供给婴儿身体热量之外，还满足脑部发育所需的能量；丰富的钙、磷可以使宝宝长得又高又壮；免疫球蛋白及免疫调节因子可以有效预防婴儿感染及慢性病的发生；生物活性分子及母乳中的寡聚糖可以抑制肠道病菌增生、帮助消化等。

1997 年，美国儿科学会发表声明指出，母乳应是所有新生儿的首选食品。美国儿科学会也建议婴儿在出生后的前 6 个月应纯母乳喂养，无须添加任何辅食。另外，母乳喂养应至少持续 12 个月或根据母婴双方的共同意愿来决定。2001 年，世界卫生组织建议：宝宝 6 个月内纯母乳喂养是最佳的婴儿喂养方式。婴儿添加辅食后，可将母乳喂养持续到 2 岁或更长时间。

一、早产儿妈妈的母乳是"超级母乳"

妈妈产后 7 天内的乳汁被称为初乳——液体黄金。初乳中含有大量生长因子和细胞因子比成熟乳更能给宝宝提供免疫保护，促进宝宝肠道生长发育，帮助尽快完善肠道的屏障功能。危重早产儿母亲的乳汁中分泌型免疫球蛋白A（sIgA）含量更高，能有效阻止细菌和病毒黏附在黏膜表层。

　　早产儿的各器官系统功能发育不成熟，早产儿妈妈的母乳被称为"超级母乳"，是为早产宝宝量身定制、帮助宝宝身体健康发育的。母乳有时甚至可以救命。即使只有几滴或几毫升母乳，对早产宝宝来说都是很重要的。每一滴母乳对早产宝宝都能起到关键作用——将初乳涂抹在早产宝宝的口腔黏膜上，能发挥抗炎抑菌作用，对口腔、肠道黏膜的菌群建立有重要意义。早产儿妈妈的初乳可被作为一种免疫替代疗法的特殊药物，称为"早产儿的第一口奶"。

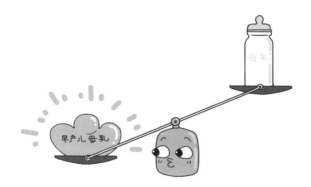

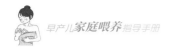

二、母乳对早产宝宝生长的好处

免疫系统
对于预防接种的反应更好，母乳有助于免疫系统的成熟，减少儿童期癌症的发生。

眼睛
母乳喂养的宝宝视觉更敏锐。

皮肤
母乳喂养的宝宝过敏性湿疹发生更少。

耳朵
母乳喂养的宝宝耳朵感染更少。

喉咙
母乳喂养的宝宝更少需要切除扁桃体。

关节和肌肉
母乳喂养的宝宝幼年类风湿关节炎发生更少。

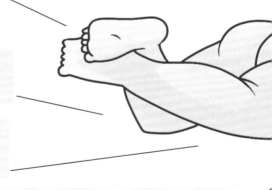

肠道
母乳喂养的宝宝便秘更少。

尿道
母乳喂养的宝宝更少尿道感染。

消化系统
母乳喂养的宝宝腹泻少，胃肠道感染少，超过6个月以上的纯母乳喂养可以减少食物过敏，成人期减少克罗恩病和溃疡性结肠炎的发生。

更高的IQ
人乳中的胆固醇和各种类型的脂质有助于宝宝神经组织的发育。

内分泌系统
减少糖尿病发生的风险。

口腔
母乳喂养超过1年的宝宝更少需要口腔正畸，通过吸吮乳房可以促进面肌的发育。母乳味道的微弱变化有助于宝宝很好地接受各种固体食物。

呼吸系统
母乳喂养的宝宝上呼吸道感染少、喘鸣少、肺炎少、流感也少。

阑尾
母乳喂养的宝宝更少发生阑尾炎。

肾脏
人乳少盐少蛋白质，有利于宝宝的肾脏。

心血管系统
母乳喂养的宝宝成人期胆固醇低、心率更低。

为院内早产宝宝收集更多的初乳

大家都知道宝宝是妈妈最好的开奶师。当因为疾病或早产，宝宝出生后就住进了监护病房，妈妈该如何收集母乳呢？当宝宝住进了监护室，你可以试着这样做——

措施	结　果
手挤	产后前3天要学会有效的手挤奶的方法
早吸乳	延迟早吸吮，会导致28～30周早产的产妇产后2周时泌乳量下降，故应在产后30分钟内开始早吸乳
双侧吸乳	双侧吸乳与单侧吸乳比较，可增加18%的吸乳量，双侧吸乳可引发更多的喷乳反射
吸乳+按摩	产后前3天，每天>5次的双侧吸乳+5次手挤，与4次吸乳+<2次手挤比较，8周内的泌乳量增加48%
床旁吸乳	当母亲看到、触摸或者抱着宝宝时，有助于催乳素的释放
吸乳+音乐	催乳时播放轻音乐可增加约34.7%的奶量

一、早产儿妈妈产后促进乳汁分泌

在孕期 16 ～ 20 周，你可能就会看到少量淡黄色液体分泌，那是早期的初乳。一旦分娩，孕激素就会下降，催乳素增加，"泌乳"活动就启动了，这意味着"产奶车间"

开工了！当宝宝吸吮或用吸乳器吸乳时，大脑会释放催乳素，使得乳腺腺泡收缩，母乳沿乳腺导管从乳头流出。在产后前3天，妈妈的乳房并不涨满，这并不表明妈妈没有奶，而是有着非常宝贵的可以满足新生宝宝一切需要的初乳。

在国内，由于新生儿重症监护室（NICU）的封闭式管理和产后妈妈坐月子的习俗，导致早产宝宝和妈妈分离，宝宝无法帮助妈妈吸出乳汁时，妈妈就要学会正确的手挤奶方法和使用医用级吸乳器吸奶（吸乳器的选择很重要）。

手挤奶方法

将示指和拇指摆成圆滑的"C"形，注意不要关节僵直地摆成三角形或椭圆形，虎口也要圆；如果还是摆不好可以两个手指对着摆成蝴蝶状；把"C"形挪到乳房上，示指和拇指均距离乳头2～3cm，因为每个人的乳房形态、大小、乳晕肿胀情况不同，所以摆放的位置会有一些变化，而这个变化就需要妈妈自己在练习过程中去体会，当按压下去挤压触碰到汇集的乳腺管，妈妈会发现乳汁排出顺畅，当按压的位置不对，乳汁可能无法顺利挤出。

将示指和拇指深深地压向乳房深处，方向朝后背而不是朝向乳头。这一点非常重要，很多妈妈以为挤奶就是挤乳头，或者使劲按压乳房本身，把乳房、乳头周围挤得很痛很肿还是挤不出来奶，其实称为"手挤奶"，实际是为了

【扫描二维码，观看视频操作】
手挤奶的方法

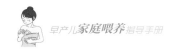

模仿婴儿吃奶，刺激泌乳反射，让乳汁自主喷出来。压向乳房深处后再慢慢向中间挤压，随之放松，再反复该动作。

大多数妈妈 1 分钟就能够刺激出泌乳反射，少数人需要 2 分钟，环境舒适和全身放松有利于喷乳发生。

手挤奶需要妈妈自己反复练习直至熟练，它能够帮助乳汁移出、防止堵奶或乳腺炎等很多问题。

正确使用医用级吸乳器

在触碰乳房、吸乳器和吸乳配件前，应用水和洗手液彻底洗手（至少 1 分钟）。准备吸乳时，应选择一个卫生、私密的环境，选择舒适放松的坐姿。放轻松是引发喷乳反射的前提！选择合适的吸乳护罩很重要：乳头应在管径中自由伸缩、很少拉入乳晕组织、乳房有节律运动、乳房有排空感、没有乳头疼痛。

小贴士

◎ 频繁吸乳：每24小时吸乳8~12次。

◎ 吸乳至乳汁停止流出后2分钟。

◎ 夜间保证吸乳1次。

为了早产儿妈妈后续能纯母乳喂养自己的宝宝，建议产后频繁双侧吸乳。泌乳目标：产后 2 周达 500~1000 ml。

【扫描二维码，观看视频操作】
吸乳器吸奶的方法

二、给住院的宝宝送母乳应该怎么做呢

乳汁是新鲜而有活性的食物，储存起来要保证安全，储存过程中也要保证质量，从挤出到使用储存的乳汁，有很多需要注意的小细节：

准备工作

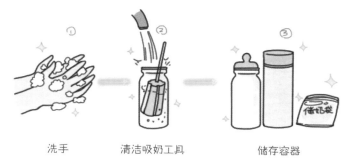

洗手　　　　清洁吸奶工具　　　　储存容器

1. 洗手

储存乳汁前，妈妈需要清洁自己的双手，避免引起细菌或者病毒传播。不过并不需要额外的手部消毒，或者清洁乳房，乳房上的细菌，通常不会引起宝宝的疾病，反而会有好处。

2. 清洁吸奶工具

妈妈需要注意吸乳器部件的清洁卫生，需要冲洗干净，自然风干，也可以视情况使用蒸汽消毒烘干，但并不需要化学消毒剂消毒。

【扫描二维码，观看视频操作】
正确洗手的步骤

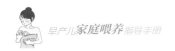

3. 储存容器选择

但凡乳汁挤出来不亲喂，总是会损失一些成分。乳汁用玻璃瓶、聚乙烯（PE）、聚丙烯（PP）、聚碳酸酯（PC）或者聚醚砜（PES）瓶或者储奶袋储存起来时，脂肪百分比会显著降低，总蛋白质和碳水化合物浓度会增加。

4. 收集母乳

根据不同时期,选择适合大小的储奶容器。初乳收集杯,适合收集少量初乳；即用型储奶瓶。配合吸乳器直接使用,减少操作步骤，降低污染风险。

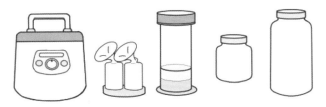

储存乳汁

1. 常温储存

新鲜挤出来的乳汁可以在室温低于 25℃时安全储存一段时间——4 小时可能是合理的极限（但早产儿或患病儿食用的母乳在室温下储存应不超过 1 小时）。如果挤出条件非常干净，细菌计数非常低，在较低的室温下储存 6 ~ 8 小时可能是合理的，但最好尽快冷藏或者冷冻。

2. 冰包储存

15℃下，冰袋储存 24 小时是安全的。

3. 冷藏

温度在 0 ~ 4℃时,储存 72 小时甚至 4 ~ 8 天也是安全的。

4. 冷冻（母乳特别多的，可以储存起来）

在 −4 ～ −20℃温度下冷冻乳汁已被证明可安全储存至少3个月。有证据表明在 −20℃储存6个月的母乳解冻之后，菌群的多样性及活性和新鲜挤出来的乳汁一致。

冷冻储存母乳需要注意哪些问题

◎ 如果医院提供储奶容器和标签，请按要求填写贴在容器上。

◎ 及时清楚地记录吸乳日期/时间，确保标签信息正确完整。

◎ 如双侧吸乳应合并两侧储奶瓶中的母乳。

◎ 如计划冷冻母乳时，乳汁不要超过容器容积的3/4（冷冻时母乳会膨胀）。

◎ 如果计划在1～2天内送奶到医院，建议放入冰箱冷藏室（除非医院特别要求冷冻母乳）。

◎ 如果距离下次访视超过3天，将母乳放入冰箱冷冻室。

◎ 不要将母乳保存在冰柜/冰箱门上的储物格内——温度波动较大，不利保存。

宝宝会不会介意冷冻母乳的味道

由于脂肪酶介导的甘油三酯会分解释放出脂肪酸，脂肪酸氧化会导致冷藏或者冷冻的乳汁可能具有与新鲜乳汁不同的气味，但没有证据表明婴儿会因为气味本身拒绝乳汁。人类的许多食物（如鸡蛋、奶酪和鱼）都可能有味道，但并不影响口味。所以不建议把挤出来的乳汁加热到40℃以上消除脂肪酶，这会破坏乳汁当中很多免疫活性成分。

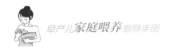
5. 小量储存

储存乳汁的时候要考虑到冷冻时的膨胀，一次喂养量在 60 ～ 120 ml 可能是合理的，单次 15 ～ 60 ml 的小量储存是避免冷冻乳汁浪费的便利方法。

6. 混合储存

不建议将新鲜挤出的乳汁加入冷藏或者冷冻的乳汁中，要避免之前储存的乳汁被加热，但可以将新鲜挤出的乳汁降温后再装入同一个容器。

乳汁储存建议

存储位置	温度	推荐最长存储时间
室内	16~29℃	4小时最佳，在非常干净的挤奶条件下6~8小时可接受
冰袋	<15℃	24小时安全
冷藏室	4℃	72小时最佳，在非常干净的挤奶条件下5~8天可接受
冷冻室	<-4℃	6个月最佳，12个月内可接受

【扫描二维码，观看视频操作】
准备母乳喂养

宝宝出院后如何开始母乳喂养

一、出院前的评估

是不是瓶喂能让早产宝宝更快出院回家呢？

需要医护人员和你共同评估：如果宝宝亲喂时乳房吸得不够好的话，用奶瓶可能会更好。如果母亲奶量比较多的话，可以请医护人员对宝宝进行评估，根据宝宝吸吮－吞咽－呼吸动作协调的情况来评估如何做对宝宝更好。

二、出院后喂养注意

出院后什么时候进行哺乳比较好呢？

这并不是一个简单的问题，我们习惯于去看时钟，看现在是几点，上次吃奶的时间，但我们往往忘记观察宝宝，什么时候想吃奶，他们一定会用自己的方式，来告诉爸爸妈妈（详见第 4 章）。

当然，宝宝哭不完全是他表示饿的一种方式，还有非常多其他的原因，但如果是因为饿，宝宝大哭了，在此之前一定有过很多的提示被忽略了。而这时候，妈妈需要先做肌肤接触、和宝宝说话、轻轻抚摸他／她的后背部等，让宝宝安静下来，然后再喂奶。

那么妈妈每次喂奶的时间到底要持续多久呢？每次喂一边还是喂两边呢？答案同样也没这么简单。因为，宝宝吃奶的时间和次数并不是最主要的问题，问题在于，他/她是不是在有效地进行乳汁转移。

小贴士

◎ 宝宝清醒时立即哺乳，有效哺乳次数不够时，可以用瓶喂次数来补足。

◎ 睡眠能促进大脑发育。不需要每次哺乳都把宝宝弄醒，如果睡眠时间过长（≥3小时），弄醒宝宝瓶喂母乳。哺乳时尽量避免换尿片、脱衣服等操作，容易使他/她能量消耗增加，影响哺喂。

◎ 宝宝的吸吮有效性差，妈妈需要使用吸乳器吸乳，保障乳汁充足。

◎ 对于出院2周之内的早产儿，一般建议按时喂养，慢慢过渡到按需喂养。

常犯的错误哺乳时机包括以下几条：

（1）点点宝宝嘴角，他/她会两边找。这只是一种觅食反射，也是宝宝一种本能的条件反射，等到宝宝2~3个月这种神经反射就慢慢消退了。

（2）喂过母乳，奶瓶喂养照样也吃。奶瓶是被动吃奶，这刺激了宝宝的吞咽反射。

（3）落地醒/睡不沉/哄不住。其实"落地醒"和"哄不住"是宝宝作息比较乱，妈妈不能针对性地给宝宝安抚，只能用乳房安抚他/她。

以上情况并不能说明是宝宝真正饿了。

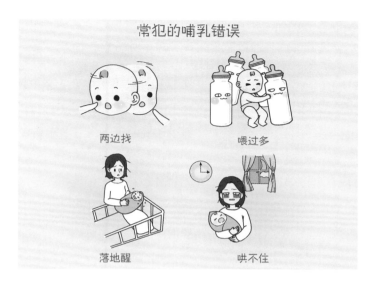

常犯的哺乳错误

两边找　　　　　　喂过多

落地醒　　　　　　哄不住

三、回家后如何使用储存的乳汁

　　尽管乳汁在冷藏和冷冻后，活性物质仍然是代用品不可比拟的，但我们依旧建议，如果可以，优先使用新鲜乳汁。

解冻

- 按照母乳采集时间顺序使用母乳。
- 母乳解冻的最佳方式：将母乳由冷冻室取出置于冰箱冷藏室（0~4℃）；每次解冻量为预计未来24小时的需要量，使其自然溶解。
- 在紧急情况下，置于温水（水温不可超过37℃）中解冻，当乳汁解冻成液体，但仍旧冰冷时即置入冷藏室内，直到使用为止。用热水解冻时量要尽可能少，其余

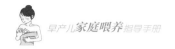

母乳仍放冷藏室解冻。

- 母乳解冻后在冷藏室里可保存24小时，解冻后未用完的母乳不能再冷冻，24小时内未用完者必须丢弃。

- 母乳已解冻或部分解冻，处于半液态／半固态状态，需在24小时内使用完。

　　室温下解冻母乳易滋生细菌，现已不采用。不可使用微波炉解冻。

加热

- 解冻后的母乳，在给宝宝喂哺前，应使用温奶器或置于37～40℃的温水中温热，加热时间不超过15分钟。加热时不可使水没过瓶盖。

- 不可使用沸水、微波炉加热。

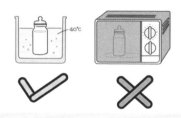

小提醒

　　不建议使用微波炉加热乳汁，因为温度难以控制，乳汁局部高温可能会降低免疫因子的活性，也可能会烫到婴儿。一旦乳汁温度恢复到室温，抑制细菌生长的能力减弱，建议已经解冻后的乳汁持续冷藏不超过24小时，加热后的乳汁2小时内需要喝掉或者丢弃。目前还没有解冻后的乳汁再次冷冻的建议，根据现有证据，妈妈使用小包装储存乳汁是更好的做法。

早产宝宝母乳喂养的体位和方法

　　正确及舒适的喂养姿势对成功母乳喂养而言是很重要的。好的喂养姿势可以让妈妈及宝宝感到舒适且有助于宝宝含乳时放松。宝宝不正确的含乳会造成妈妈紧张，乳房酸痛及乳汁不足，最终导致纯母乳喂养不成功。

一、宝宝正确含乳的姿势和有效的吸吮

　　宝宝正确的含乳姿势应是：嘴张得很大，下唇向外翻；舌呈勺状环绕乳房；面颊鼓起呈圆形。

　　含接时可见上方的乳晕比下方多；有慢而深的吸吮，有时会有暂停，妈妈能看到宝宝吞咽动作和听到吞咽的声音。

　　妈妈要注意做到以下事项：

　　看：宝宝张大嘴巴的角度；鼻唇沟、脸颊、唇在乳晕皮肤上滑动；宝宝猛吸几口停下，是否滑脱；乳头是否变形。

　　听：吃奶时是否能听到吞咽声。

　　母亲抱着婴儿，使他／她的脸面对着妈妈的乳房，他／她的头和身体成一直线，比较容易有效地吸吮。

含乳姿势不正确会导致——

◎ 妈妈乳头疼痛或皲裂。

◎ 婴儿不能有效地吸出乳汁，妈妈乳房胀痛。

◎ 宝宝不满意，吃奶时间长总是哭闹。

◎ 婴儿总吃不到足够的奶，可能受挫，以至于完全拒绝吃奶。宝宝体重不增。

◎ 妈妈乳房产奶少，乳汁没有很好排空。

　　最终，导致母乳喂养失败。

二、妈妈哺乳的姿势

坐位——

1. 交叉摇篮式

　　用左侧乳房喂宝宝，用左手支撑着乳房，然后用右手手掌支撑着他的颈部，不要用手掌托着宝宝的后脑，这样他可能会推开乳房。也可以将哺乳枕垫在宝宝下面，这样能减轻妈妈的负担。

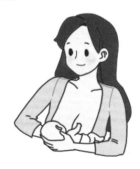

2. 摇篮式

用右侧乳房哺乳时，用右侧的前臂和手来支撑宝宝的头部和身体，另外一只手可以用来承托乳房和将乳头递进宝宝的口中。和交叉摇篮式一样，这种方式也可以使用哺乳枕减轻妈妈的负担。

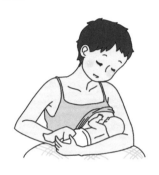

3. 直立式

让宝宝坐直，跨坐在妈妈的腿上，用同侧手臂扶好宝宝，另一只手托着乳房，行成有效的哺乳姿势。这个姿势也适用于唇腭裂的宝宝。

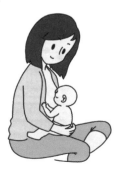

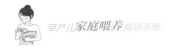
4. 橄榄球式

将宝宝放在妈妈身体一侧，用同侧前臂支撑宝宝的头，手要扶住宝宝的颈部和头部，另一只手托着乳房，这样容易观察宝宝是否已经完全含住乳头，以便形成有效哺乳。

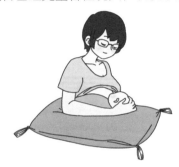

以上姿势主要适用于分娩几天后在白天哺乳的妈妈。哺乳时，妈妈背部应紧靠椅背促使背部和双肩处于放松姿势，用枕支托婴儿，还可在足下添加脚凳以帮助身体舒适松弛，有益排乳反射。

5. 背靠式

妈妈靠在沙发上、床上或躺椅上成 45°，让宝宝趴在妈妈身上，妈妈用双手护着宝宝即可。

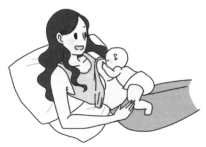

侧卧位——

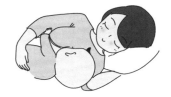

妈妈在床上侧卧，与宝宝面对面，然后将宝宝的头枕在自己臂弯上，或者用哺乳枕或毛巾垫在宝宝头下，使宝宝的嘴和自己的乳头保持水平方向。另一只胳膊的前臂支撑住宝宝的后背，手托住宝宝头部。

侧卧位哺乳注意事项

这个姿势适合产后可以侧身、夜间喂奶的妈妈。妈妈侧卧的位置应完全侧身并且舒服，宝宝的位置可以完全侧身躺、胸腹部贴合妈妈身体，仰头。做好妈妈头颈部、膝盖的支撑，宝宝身后的支撑，乳房丰满或者很小的妈妈需调整自己侧卧位角度。

多胞胎妈妈的哺乳姿势——

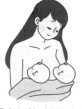

混合摇篮-橄榄球式/迭层/平行抱法

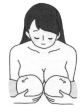

双侧橄榄球式/双侧掌上型

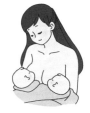

十字交叉式/双侧摇篮式

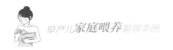
三、哺乳的原则

哺乳时，妈妈还需掌握以下几项原则：妈妈与宝宝放松舒适；宝宝身体紧贴母亲，脸向着乳房，鼻子对着乳头，头与身体呈一条直线，下颌碰到乳房，如果是刚出生的宝宝，妈妈应一只手托着他的臀部，另一只手的示指至小指四指并拢，贴在乳房下的胸壁上，把示指托住乳房的底部，拇指轻轻放在乳房上方，但手不宜离乳头太近。

不同体型的母亲，在哺乳姿势上会有所调整，她们臀部移动的幅度和婴儿放置的角度都有不同。无论乳房是大是小，新妈妈们通常会发现，自己寻找到的最舒服的这种姿势就是最适合的。姿势的调整一般有三个方面：①调整你的身体；②调整你的宝宝；③调整你的乳房。先从调整你的位置开始，哪些是你喜欢哺乳的位置，怎样哺乳才更舒服，枕头或垫子能帮助你更好地放松，借助这些工具你能放松全身的肌肉。一开始，妈妈总会在母乳喂养过程中遇到各种各样的困难，这并不意味着要放弃母乳喂养，妈妈不必紧张、焦虑，只要坚持，母乳会越来越多，只要掌握合理的方法，必定能将母乳喂养坚持到底。

【扫描二维码，观看视频操作】
哺乳体位

来自家庭成员的支持

一、向家中长辈输入科学的育儿信息

成功母乳喂养的关键之一，是向长辈传达正确的观点。只有长辈的观念正确了，行为改变了，新妈妈才会顺利进行母乳喂养。产前的妈妈课堂希望家庭成员与准妈妈一同参与，这是最方便、直接的参与方式。

二、丈夫在母乳喂养中的作用举足轻重

产后第一、第二天，是产妇身心较为疲劳的时段，而母乳喂养的关键时间也在此时，丈夫应协助妻子为新生儿哺乳，并主动为新生儿更换尿布、参与沐浴、协助护士为新生儿采足跟血、打防疫针等。妈妈心情好了、休息充分了，母乳喂养自然就会顺利进行，效果也就更好了。

丈夫此时绝对是家庭主力，不仅要与医生交流住院宝宝的情况，而且还要照护好躺在床上的妻子，安抚其心情，同时还要有技巧地告诉妻子宝宝当前的情况，鼓励妻子摆脱产后的焦虑，同时做好泌乳支持。有时候家人一句安抚的话可以起到很大的作用。老人作为大家长，以安

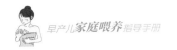

慰和照护为主。此时的爸爸要在医院和家庭两边跑，妈妈需要在安静的环境休养身体，更好地为宝宝做好泌乳支持。家人要鼓励妈妈克服困难，坚持母乳喂养，而不应该劝妈妈放弃。

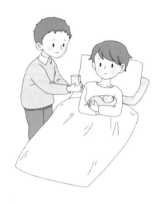

促进早产宝宝母乳喂养的措施

通常在母亲和婴儿日夜不分离的情况下，哺乳较容易成功。产后母婴身体亲密接触，能稳定婴儿情况并促进妈妈早期哺乳的原始反射。因此，在世界卫生组织联合国儿童基金会所提倡的《成功母乳喂养的十项措施》中的第七项措施为"24小时母婴同室"，期望母亲和婴儿在日夜不分离的情况下有个良好的哺乳开始。然而，当婴儿为低体重儿、早产儿或是母亲／婴儿生病，会产生母婴分离的情况，此时，母亲需要学习如何维持乳汁的分泌，以利于持续的哺乳。

一、出生早期的母乳喂养

支持母乳喂养的开启和建立是在生命最初的数小时和数天里，对母乳喂养的开始与建立给予密切关注，并给出最适合的即时支持，对母婴的影响不仅仅是在院期间，出院之后同样影响深远。支持母乳喂养远远不仅仅是在院内让宝宝吸到乳房就算完成，而是持续保护母婴的接触不受干预，母婴的磨合不受打扰，让宝宝开启喂养，让妈妈响应需求，这对母婴才是重要的。

出生后尽早促进和鼓励妈妈和宝宝之间早期及不间断

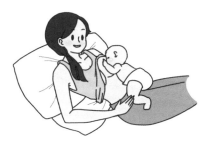

的肌肤接触。虽然已有证据表明产后 10 分钟内立刻进行持续的肌肤接触是有益的，但肌肤接触通常可以更早开始。产后 2~3 分钟，婴儿可以边做肌肤接触边进行评估、擦干与吸痰（如果有需要）。不间断地肌肤接触最好能持续超过 1 个小时甚至更久，只要母婴双方都适应，就应该鼓励他们持续进行。在早期肌肤接触时以及至少产后 2 小时内，应采取合理的监测及干预措施，以便医护人员及时察觉、评估和应对任何母婴不适的信号。

应该支持所有的妈妈在分娩后的第 1 个小时内尽早开始母乳喂养。产后 1 小时内早点开始哺乳已被证实具有积极影响。对于健康足月新生儿，有些产后 15~20 分钟内就能观察到明显的喂养信号，有些则会迟一些。

由于剂量-效应关系的存在，越早开始喂奶益处越多。因此也应该支持产后 1 小时内无法喂奶的妈妈尽早开始吸乳。这种情况见于剖宫产使用了麻醉剂，或由于医疗原因不能在产后 1 小时内开始喂奶的妈妈。

新手妈妈应该得到实际的支持，使她们能够启动和建立母乳喂养，并处理常见的母乳喂养困难。妈妈应该有能力实现有效的母乳喂养，包括会调整姿势让宝宝紧贴自己的乳房，能够对宝宝的饥饿和喂养信号做出反应，以及在必要时挤出母乳。

在母乳喂养建立期间，挤出母乳常常是一种引发含接和有效吸吮的技巧，并不仅限于母婴分离时使用。

如果妈妈与宝宝暂时分开，专业人员应该指导妈妈挤出乳汁。那些被收入新生儿重症监护室的宝宝的妈妈，更需要获得足够的支持，让她们有机会与自己的宝宝肌肤接触，识别宝宝的行为信号，并在产后尽快有效挤奶。如果宝宝一出生就进入新生儿重症监护室，妈妈从产后第1个小时就要开始挤奶，并一直坚持，越早持续挤奶，越能够满足宝宝需求。妈妈同样可以争取实现和宝宝同住病房的愿望，如果不能实现，有时间进行肌肤接触也是好的，如果都无法实现，维持奶量将是能做的最好策略，在宝宝不能吸吮的情况下，维持奶量需要好的吸奶器。妈妈同时需要获得相关的帮助。

二、早产儿妈妈如何开始和维持泌乳

泵奶的频率——

通常新妈妈需要每天泵 8 ～ 10 次，很多妈妈都会在白天每 2 ～ 3 小时泵 1 次，晚上每 3 ～ 4 小时泵 1 次。

经常泵奶就像是宝宝在吃奶一样（新生儿每天喂养 8 ～ 12 次），这样能保证母亲的奶量。记住：尽早泵奶，2小时泵 1 次最好。

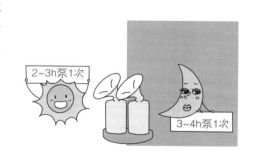

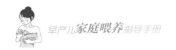

早产宝宝母乳需要量——

早产宝宝每顿只需要很少量（几滴至几毫升）。产后前2周逐渐增加，如果宝宝耐受好，会逐渐增加母乳的哺喂量，出院时达到每天 500 ～ 800 ml；在 36 周至预产期左右宝宝每天奶量 500 ～ 800 ml。当你能维持足够的泌乳时，宝宝比较容易在 32 ～ 34 周学会直接吸乳。即使在前几周你有大量母乳"库存"，随着宝宝长大，吃得会越来越多，储存的母乳也可能很快就会消耗完——所以维持泌乳非常重要，不要为了省事，冒险减少吸乳次数。

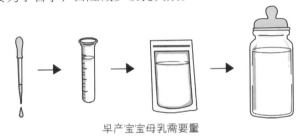

早产宝宝母乳需要量

每天的泵奶量应该是多少

供需平衡，"需求"越高——越多吸乳，吸得越空，乳房将产生更多的母乳。这和亲喂哺乳一样。

预期每天泵奶量

产后（天）	1	2	3	4	5	6	7	8	9	10	11	12	13	14
泌乳量（ml）	50	100	150	200	300	400	450	500	550	600	650	700	750	800

母乳喂养时需要注意的方面

一、早产宝宝也需要"引导"和"学习"

小于 34 周的宝宝不适合任何的"引导"或者"学习"。如果你的宝宝已经足够大了，就可以在专业人员的指导下，在妈妈的乳房上练习了。首先可以训练他们的嗅觉，引导宝宝熟悉妈妈乳房的气味和味道，这样可以为母乳喂养做很好的铺垫。

妈妈可以找个舒适的体位，一开始的时候可以用乳罩来帮助宝宝学习衔乳。

早产儿刚开始学习吃奶的时候，他们很容易感到疲倦，妈妈要多一点耐心，给他们一点时间学习和适应，有时他 / 她舔舔你的乳头就算是很大的成功了。

当宝宝衔乳不正确时，妈妈的乳头容易受伤。

正确的衔乳不会使妈妈的乳头感觉到疼痛。如果你感觉不适，说明宝宝的衔乳是有问题的。早产儿的嘴巴很小，他们有时候没有足够的力气完全包裹乳头进行吸吮，这时候乳罩能帮助他们更轻松地衔乳，而且你也不会感觉到疼痛。

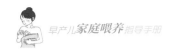
二、帮助早产宝宝学习吸吮

早产儿刚开始学习吸吮的时候很容易感觉疲倦。很多时候，当他们含住乳头就会睡着，又或者在吸乳之前会停顿很久。这些状况对他们来说都很正常。随着他们月龄增加，清醒的时间会更长，也会更活跃，现在宝宝和妈妈都只需要多加练习。

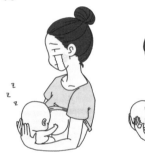
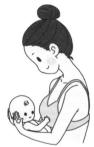

三、让早产宝宝吃饱的技巧

每个宝宝都不同，在住院期间喂养不是最难的，但是出院后的喂养最令人沮丧。你几乎做了所有的事情来支持母乳喂养，包括保证自己每天有足够的泌乳量。

1. 抓紧时间喂奶

晚期早产儿觉醒时间短，不要"先换尿片或逗他／她玩会，等醒透了才喂奶"，没准一会儿他／她又睡着了！

2. 头颈部的支撑

晚期早产儿肌张力不足，脑袋相对来说"太重"，如果用摇篮式哺乳，大脑袋会不由自主地后仰，影响吃奶！妈妈可以用橄榄球式或者反式摇篮式，用一只手托住头颈，避免宝宝将不多的能量用在支撑大脑袋上。

3. 遇到无法有效含接时

吸吮时，在口腔负压的作用下可以保持含接和吸出乳汁。如果婴儿吸吮力较弱，就可能无法保持长时间的含接，婴儿会表现出从乳房上频繁脱落、重新尝试含接，或嘴里总有咂嘴声音等，这提示他 / 她不能像正常足月儿一样达到有效吸吮，需要帮助。妈妈可以借助亲密接触型乳头护罩帮助宝宝保持含接姿势。

当使用上述哺乳姿势和方法后仍不能保持宝宝有效含接吸吮时，医护人员可以根据需要建议妈妈使用亲密接触型乳头护罩，或者称为乳盾。其作用是补偿婴儿口腔负压不足，避免哺乳时滑脱。这是一个短期辅助工具，当婴儿能够在哺乳过程中保持清醒并有效吸吮，获得所需全部乳汁，可以不再依靠乳盾的帮助。

| 清洁乳头及乳晕 | 在乳头保护罩内滴入少许母乳 | 将乳头保护罩贴在乳房上 | 用手轻压住四周，就可以让宝宝吸吮 |

四、早产儿母乳喂养需要添加母乳强化剂

母乳强化剂的主要成分包括蛋白质、维生素和矿物质，

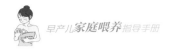

并提供能量。性状是粉状、液态，来源是牛乳、人乳。

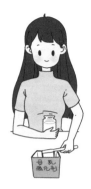

母乳强化剂的使用标准

2012 年美国儿科学会（AAP）在有关母乳喂养的建议中表述，所有早产儿均应接受母乳喂养，出生体重＜ 1500 g 的早产儿母乳喂养时，需强化蛋白质、矿物质和维生素，以确保最佳的营养摄入。

我国的《早产 / 低出生体重儿出院后喂养建议》中指出，对出生胎龄＜ 34 周、体重＜ 2000 g 或有营养不良高危因素的早产儿，在母乳中添加富含蛋白质、钙、磷、碳水化合物、维生素和微量元素的母乳强化剂（human milk fortifier, HMF），以满足其预期的营养需求，使早产儿生后仍能维持其在宫内的生长速率，并避免钙、磷、铁等重要营养素的供给不足。

添加母乳强化剂的时间

母乳强化会影响母乳的渗透压，根据研究，强化后母乳渗透压最佳为 36 ～ 95 mmol/L。随着母乳强化剂用量增加，母乳渗透压逐渐增高。如果母乳强化剂提前加入并储存，供 24 小时使用，随着配置后时间的延长，渗透压会进一步增加。这是由于母乳中淀粉酶作用于强化剂中的碳水化合物，分解产物所致。添加母乳强化剂后的母乳放置时间越长，渗透压越高。因此，建议母乳强化剂在喂养前加入母乳中。

初生宝宝Q&A之宝宝口脐臀护理的家庭指导

如何给宝宝做口腔护理

新生宝宝口腔黏膜娇嫩，唾液分泌量少，微生物易繁殖。新生宝宝常见的口炎包括鹅口疮、疱疹性口炎以及溃疡性口炎。鹅口疮表现为宝宝口腔黏膜上出现白色乳凝块样物，常与奶斑相似，但是奶斑容易擦去，鹅口疮不容易拭去；疱疹性口炎多于出生后3～9天发病，表现为口腔黏膜充血、牙龈肿胀、内有小水疱，周围有红晕；溃疡性口炎口腔各部位均可发生，表现为口腔黏膜充血水肿随即出现大小不等、边界清楚的糜烂面或溃疡。后两者口炎常伴有发热。如宝宝出现口炎的症状需立即就医，在医生指导下用药治疗。

良好的口腔护理能预防宝宝口炎的发生。你可以用无菌棉签蘸生理盐水轻轻擦拭宝宝的口腔，每4～6小时1次，建议口腔护理在宝宝喂奶后1小时进行；口腔护理能及时发现宝宝口腔的异常。另外，你应保持宝宝的口腔、奶具、玩具的清洁及手部卫生，防止宝宝接触污染物而感染。

鹅口疮

疱疹性口炎

如何给宝宝做脐部护理

脐部护理的关键是保持宝宝脐部的清洁、干燥。很多妈妈会觉得宝宝的脐部不能接触水，给宝宝洗澡的时候还要贴脐贴等保护宝宝的脐部，其实这样做是没有必要的。新生宝宝出生断脐之后，脐带脱落的时间为出生后 1 ~ 2 周。在这期间，你需要观察宝宝的脐部有没有渗血、渗液。每次给宝宝洗完澡，用棉签擦拭宝宝的脐部，你需要观察棉签上有没有血性或黄色的脓性分泌物。如果有血性或黄色的脓性分泌物，你也不用紧张。脐带未脱落之前，沐浴后暴露脐部可用75％的酒精棉签轻拭，擦时从脐根部呈螺旋动作向四周擦拭；若脐部有脓性分泌物，周围皮肤发红，可先用双氧水擦拭，之后用75％酒精擦洗3 ~ 4次，建议不要涂甲紫，因为甲紫可使脐部表面结痂，使内部分泌物排不出去，以致感染加重形成痂下积脓。

脐带脱落后，脐窝内常常会有少量渗出液，此时可用75％酒精棉签从里向外擦拭脐窝，保持干燥。

如果脐部有脓性分泌物，而且宝宝的脐部周围皮肤有红、肿、热，宝宝还出现不吃奶或少吃、少哭、少动、呕吐、发热或体温不升，提示有脐炎，应立即去医院诊治。

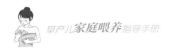

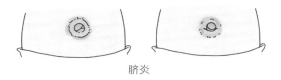

脐炎

如何给宝宝做臀部护理

如果宝宝臀部护理不当，引起红臀是比较常见的皮肤疾病。主要表现为宝宝肛周、会阴部、腹股沟皮肤潮红、糜烂、溃疡，伴散状红色斑丘疹，或脓点及分泌物。红臀发生的原因主要是由于宝宝臀部皮肤长期过于潮湿及大小便共同作用引起的。

保持臀部清洁干燥是臀部护理的关键。首先，你应给宝宝选用质地柔软、吸水性好的尿布，包裹时松紧适宜，并经常更换。有些宝宝可能会对某一个品牌的尿布过敏，表现为臀部出现红色的湿疹，更换其他品牌尿布后，臀部湿疹好转，你需考虑过敏的原因引起红臀。避免使用不透气的布类尿布，有大便时及时更换尿布，防止臀部皮肤始终处于湿热的环境中。

其次，每次换尿布时，如果没有大便，仍需要妈妈用柔湿巾由前至后擦净臀部，因为臀部会有小便浸渍；大便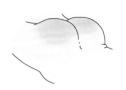时需每次用柔软的毛巾、温水洗干净。臀部皮肤可用鞣酸软膏、凡士林油膏或婴儿护臀膏涂抹，保护宝宝柔嫩的皮肤，避免红臀的发生。

【扫描二维码，观看视频操作】
给早产宝宝换尿布

第3章

人工喂养早产宝宝

早产宝宝由于在出生胎龄、宫内生长状况、住院期间营养策略、并发症严重程度和可能的遗传因素等方面存在个体差异，出院时的营养状况差异很大。如果出院后喂养得当、有充足均衡的营养摄入、无严重疾病影响因素，大多数适于胎龄的早产儿能在1～2年内追赶上同年龄的婴幼儿。

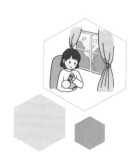

选择适合早产宝宝的奶粉

宝宝可以出院回家了，这对于整个家庭来说是非常开心的时刻！对于所有的宝宝来说最好的喂养方式是母乳喂养，早产宝宝更希望能进行母乳喂养。因为母乳中的营养成分最适合早产宝宝的生长和发育的需要，同时亦含有母亲的抗体、活免疫细胞、酵素等许多不能从配方奶中获取的宝贵成分。这些成分不但可增强早产宝宝的免疫力，降低腹泻和肺炎的患病概率，亦可帮助宝宝消化及吸收养分。

早产宝宝由于在出生胎龄、宫内生长状况、住院期间营养策略、并发症严重程度和可能的遗传因素等方面存在个体差异，出院时的营养状况差异很大。在生长发育过程中，如果受到某些病理因素如营养不良或疾病等影响，会导致生长迟缓，偏离正常轨迹。如果出院后喂养得当、有充足均衡的营养摄入、无严重疾病，大多数适于胎龄的早产儿（appropriate for gestational age，AGA）[①]能在 1 ~ 2 年内追赶上同年龄的婴幼儿。早产儿追赶生长的最佳时期是出生后第 1 年，尤其是前 6 个月。第 1 年是早产儿脑发育

---

① 指出生体重在相同胎龄平均体重的第10～90百分位者。如果胎龄已足月且无任何疾病，则为正常新生儿。——编者注

的关键期，追赶生长直接关系到早产儿神经系统发育。作为早产宝宝的家长要重视早产宝宝的喂养方式，按时随访，使早产宝宝达到理想的生长状态。

一、当不能母乳喂养时，需使用早产儿配方奶粉

什么是婴儿配方奶粉

大多数的婴儿配方奶是以牛奶为主要基础原料提炼生产的，有些则是以羊奶或大豆蛋白质制成。

我们都知道母乳喂养是早产宝宝首选的喂养方式。当出现以下情况时需要选择配方奶粉喂养。早产宝宝需要选择配方奶喂养的多种情况：

- 母乳不足，或各种原因造成无母乳，需要添加早产儿过渡配方奶或普通婴儿配方奶进行喂养。
- 母亲患艾滋病、活动性或未治疗的肺结核，近期感染梅毒、单纯疱疹病毒Ⅰ型、T淋巴细胞Ⅰ型、Ⅱ型，母亲在产前5天或产后48小时内感染水痘，未恢复前都要使用配方奶喂养。
- 母亲治疗用药，使用细胞毒素化疗药物；放射性同位素、抗代谢药物、使用精神镇静药物、抗癫痫药物、阿片类药物、苯丙胺类药物（抗抑郁）、可卡因、苯二氮类药物不能进行母乳喂养，需选择配方奶喂养。
- 对牛奶中的蛋白质严重过敏的早产宝宝，可在医生的指导下使用水解蛋白配方奶粉。

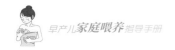
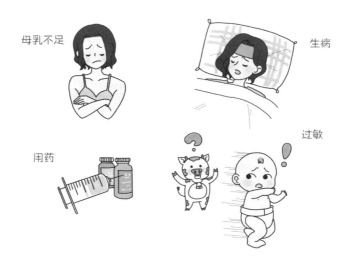

母乳不足

生病

用药

过敏

二、为早产宝宝选择合适的婴儿配方奶

早产儿过渡配方奶(postdischarge formulas，PDF)

　　也就是大家常说的 PDF 奶。它是介于早产儿配方奶和普通婴儿配方奶之间的过渡配方，对于出院后的早产儿可以有更好的身长和体重增长，骨骼矿化的程度也更好，满足早产宝宝继续追赶生长的营养需要，防止长期喂养早产配方奶粉导致过多的能量、蛋白质及其他营养素的摄入，增加代谢的负荷。根据宝宝生长速率 PDF 奶可以喂养至宝宝 9 个月（矫正月龄），甚至 1 岁。不过要在医生的建议指导下使用。

婴儿配方奶

以牛乳等为基础的配方奶可满足一般婴儿生长发育需要，出生孕周＞34周、出生体重＞2000 g、吃奶顺利、每天每千克的奶量已经超过150 ml的早产宝宝可以选择。普通婴儿配方奶分为1段、2段和3段。市面上不同品牌的婴儿配方奶，成分均大同小异。你在选择婴儿配方奶时，可咨询医护人员的意见，也可按市场供应或个人意愿来选择。转用其他品牌的婴儿配方奶并不会妨碍婴儿吸收营养或影响宝宝的健康。

小提醒

除非医生建议或其他选择，小于6个月的婴儿应只饮用婴儿配方奶。6个月以后的婴儿可以继续吃婴儿配方奶。12个月以上的婴儿可转用新鲜牛奶。

其他特殊医学用途配方

如去乳糖配方、水解蛋白质配方、氨基酸配方等，特殊情况时应在医生指导下应用。妈妈应注意的是婴儿配方奶粉不是无菌产品，必须用正确的方法冲调奶粉和消毒用具，若处理不当，有可能会影响宝宝的健康。

奶粉喂养的方法

一、奶粉喂养时的用具准备

- 大小合适的奶嘴和奶瓶。
- 奶瓶清洁剂、奶瓶刷用来清洗奶瓶和奶嘴。
- 奶瓶夹。
- 消毒仪器（如水锅、电子蒸汽消毒锅）。

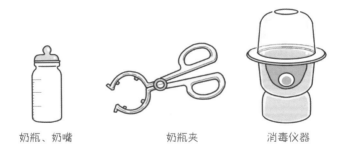

奶瓶、奶嘴　　　　　奶瓶夹　　　　　消毒仪器

二、选择适合的奶瓶、奶嘴

奶瓶选择

- 选择玻璃或聚丙烯塑料材料、不含双酚A的奶瓶。
- 瓶身图案的颜色要无害且不易脱落。
- 瓶身清澈，能容易看到瓶内的状况，瓶身的刻度清晰。

- 易于清洗、大小适中。

奶嘴选择

- 奶嘴大小须配合宝宝的年龄。
- 不同材质或形状的奶嘴，并没有太大的分别。乳胶奶嘴柔软而富弹性；硅胶奶嘴则较坚硬耐用，不易变形。
- 奶嘴孔的大小要适中，奶液从奶嘴流出时应约每秒1滴。若奶嘴孔太小，宝宝便要用力吸吮，容易疲劳、睡着，而影响奶的摄入量。相反，若奶嘴孔太大，乳液流速太快，宝宝会容易呛到。

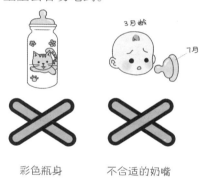

彩色瓶身　　　　不合适的奶嘴

三、怎样清洁、消毒及储存喂奶用具

所有喂奶的用具（奶瓶、奶嘴、奶瓶盖、奶瓶颈环），及冲调奶粉的用具，均须彻底清洁和消毒。

清洁用具

- 清洁喂奶用具前，先清洁工作台面，并用洗手液和流动

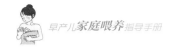

水洗净双手，干净毛巾或纸巾擦干。

- 用奶瓶专用清洁剂洗净奶瓶、奶嘴和奶瓶夹，并用干净的奶瓶刷洗净奶瓶和奶嘴内外，确保瓶底和难清洗的角落没有残留的奶垢，然后用清水彻底冲洗。

  注意：细菌容易在裂缝滋生。清洗时须仔细检查，扔掉破裂或损坏的奶瓶和奶嘴。

消毒用具

你可选择以下方法消毒已清洁的用具。

1. 煮沸消毒

- 先确定用具是否可以煮沸。
- 把已清洗的奶瓶和奶嘴放进锅内，加水至完全淹没所有喂奶及冲调奶粉的用具，确保奶瓶及奶嘴内没有空气。
- 盖好锅盖，将水加热至沸腾，继续煮沸10分钟，然后熄火，待其自然冷却后用奶瓶夹夹出奶瓶、奶嘴并沥干水分，放入有盖的容器内。
- 需要使用奶瓶和奶嘴时才打开锅盖。

2. 电子蒸汽消毒锅

- 必须依照使用说明书进行消毒。
- 注意奶瓶和奶嘴口必须向下。
- 于冲调奶粉前才拿出所需用具。
- 消毒后的用具有效期为24小时，如果超过时间但未使用也应重新消毒后方可再次使用。

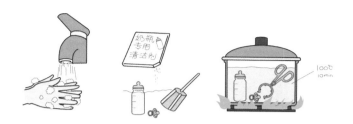

四、怎样安全冲调婴儿配方奶粉

煮沸开水

把自来水／蒸馏水煮至沸腾。如果使用电热壶，应待电热壶自动断电为止。

擦净冲调奶粉的地方并洗净双手

擦净及消毒桌面。用洗手液和流动水洗手，并用干净布或纸巾擦干。

取出已消毒的奶瓶

- 用奶瓶夹取出已消毒的奶瓶。
- 使用桶装水冲调奶粉（矿泉水的盐分含量较自来水高，不建议用来冲调婴儿配方奶）。
- 若使用桶装蒸馏水冲调婴儿奶粉，应先把水煮沸。
- 仔细阅读婴儿配方奶粉包装上的说明，按照指示的比例和正确的方法冲调婴儿配方奶。每次喂宝宝都用新鲜冲调好的配方奶，把细菌污染的机会降至最低。

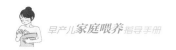

倒入合适分量的热开水

把合适分量的热开水倒入已消毒的奶瓶，水的温度不应低于 70℃。

加入准确分量的奶粉

奶粉和水按包装上指示的比例，把准确分量的奶粉加进已倒入水的奶瓶。量奶粉时，必须使用附在罐内的专用量匙，先盛满量匙，在奶粉罐边缘刮平，切勿挤压奶粉。

要点：必须用不低于70℃的水来冲调婴儿配方奶，以消灭奶粉中有害的细菌。用电水壶刚煮沸的水存放在室温中30分钟内，一般可维持在70℃以上。

摇动奶瓶

把奶嘴、瓶盖等配件套在奶瓶上拧紧。轻轻摇晃或转动奶瓶至奶粉彻底溶化。

把奶降温

以流动的自来水冲洗奶瓶，或把奶瓶放在盛冷水的容器内，让婴儿配方奶迅速降至合适的温度。用来冷却的水位，须低于瓶盖及不触及奶嘴。

测试奶的温度

喂奶前，须把奶滴在手腕内侧测试温度，感觉温暖即可。如仍然热烫，应继续冷却奶瓶，以免烫伤宝宝口腔。

要点：已冲调的婴儿配方奶，须于2小时内饮用完毕。

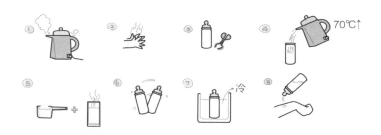

五、怎样用奶瓶喂养宝宝

你首先要放松心情，喂奶时温柔地与宝宝说话、保持眼神接触；与宝宝亲密交流。

（1）安静的地方喂养。环境安静没有干扰，有助于宝宝集中注意力，养成好的进食习惯。

（2）提供口腔干预。妈妈先洗净双手；用手指轻轻按揉宝宝的嘴巴、脸颊、牙龈、舌头；在喂养开始前和／或喂养之后的一段时间开始做，注意避免引起宝宝恶心。

（3）喂奶时替宝宝下颌处围上小毛巾；你坐在有靠背的座椅上，用垫子承托手肘。

（4）抱宝宝在怀中，让他／她的头颈靠在手臂，头颈要高于身体其他部位，上身稍为直立，令他／她舒适地呼吸和吞咽。

（5）给宝宝看见奶瓶；用奶嘴轻触宝宝的嘴唇，当他／她张开口便放入奶嘴，然后让他／她含着整个奶嘴，吸嘴应在舌头上方。

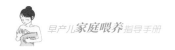
（6）倾斜奶瓶，奶液应注满奶嘴，减少宝宝吃奶时吞入空气。

（7）吃奶时注意观察宝宝的吸吮－吞咽－呼吸的协调情况，早产宝宝有时会发生因为用力吸吮－吞咽而忘记呼吸的情况，表现为口周发绀，严重时会面色发绀，这需要你及时识别并拔出奶嘴，让宝宝休息后再进行喂养。随着宝宝发育逐渐成熟，他／她的吸吮－吞咽－呼吸的能力会协调好，这时就无须打断宝宝的吃奶，让他／她自己掌握吃奶的节奏就可以了。

（8）喂养过程中当宝宝停下来，你可稍拉出奶嘴，若他／她还要吃，便会用力含着奶嘴吸吮。若他／她吐出奶嘴，你可以竖起拍嗝。如果拍嗝后他／她还要吃，便继续喂奶。若宝宝有饱的迹象，便应停止喂奶。

（9）观察宝宝是否吃饱的表现：识别"吃饱了"的信号，让宝宝决定吃多少奶。若宝宝有以下"吃饱了"的表现，

关注宝宝"吃饱了"的表现

◎ 合上嘴巴。

◎ 吸吮慢了下来逐渐不再吸吮。

◎ 放开或吐出奶嘴。

◎ 推开奶瓶。

◎ 拗起背、转开头。

◎ 放松全身，睡着了。

【扫描二维码，观看视频操作】

早产儿瓶喂

你便应配合拉出奶嘴，停止喂奶。

（10）留意宝宝吸吮时的情况，例如是否吃力、呼吸是否顺畅等。妈妈可检查奶嘴和奶嘴孔是否适中。若有疑问，应咨询医护人员。注意：

- 切勿在配方奶中添加（混入）其他食物或药物喂给宝宝吃。
- 切勿把奶瓶垫高让宝宝独自吃奶，因为这可能会引起呛奶，甚至有窒息的风险。
- 喂奶时，你应避免强行用奶嘴撬动宝宝的嘴，这样会让宝宝感觉不适。
- 不要强迫宝宝喝掉瓶内的奶，吃剩的应扔掉。
- 不要让宝宝含着奶嘴睡觉，以免引起蛀牙和不良的睡眠习惯。

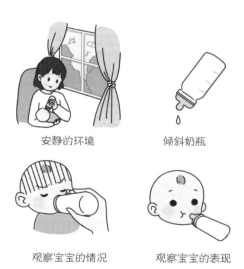

安静的环境　　　　　　倾斜奶瓶

观察宝宝的情况　　　　观察宝宝的表现

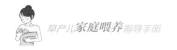

配方奶喂养婴儿的一些小细节

正确储存已冲调的婴儿配方奶

◎ 给宝宝饮用刚冲调的婴儿配方奶最安全，建议每餐即冲即饮。

◎ 如必须预先冲调婴儿配方奶，应把刚调好的奶尽快冷却，然后立即放进4℃或以下的冰箱内储存。

◎ 婴儿配方奶存放在冰箱内不应超过24小时，逾时未用的奶必须扔掉。

正确加热婴儿配方奶

◎ 把冷藏预先冲调的婴儿配方奶，放进盛了热水的容器中加热（水位不应触及瓶盖和奶嘴），加热时间不应超过15分钟，期间不时摇动奶瓶确保均匀加热。

◎ 若使用温奶器加热，须参照制造商的使用说明。

◎ 曾饮用过的婴儿配方奶，切勿再进行加热。

◎ 加热后的奶应在2小时内饮用，否则必须扔掉。

◎ 切勿使用微波炉加热婴儿配方奶！用微波炉加热的温度并不均匀，部分奶液会过热，可能烫伤宝宝。

喂养时可能出现的问题以及处理方法

一、替宝宝拍嗝

　　吃奶后替宝宝拍嗝，可舒缓吸吮时吞入空气带来的不适。每次喂完奶后，应替宝宝拍嗝；若宝宝在吃奶中途停下来，你亦可替他／她拍嗝。拍嗝的方法有两种。

- 把宝宝抱直，让他／她伏在你的肩膀上，将手握成空心掌轻轻向上拍打他／她的背部。
- 把宝宝放在你大腿上，用手固定他／她头部，并承托着他／她的胸部和下巴，再用另一只手握成空心掌轻轻向上拍他／她的背部。

二、常见的吐奶

　　有时宝宝在吃完奶或拍嗝后，平卧时可能会从嘴角流出一两口奶，这是常见的现象。喂奶时如果多留意以下细节，可以帮助减少宝宝吐奶的次数。

- 宝宝开始表现要吃／肚子饿，例如舔嘴唇、张开嘴巴、

【扫描二维码，观看视频操作】
帮早产宝宝拍嗝

转头觅食或伸手入口，便要喂他/她。这样可以避免因他/她太饿而吃奶过急，吞入过多空气。

- 喂奶时，确保奶嘴内充满奶液。
- 宝宝表现出"吃饱了"，便停喂，避免喂奶过量。
- 吃奶或拍嗝后，抱起宝宝或让他/她坐起，保持上身直立10～20分钟，可减少吐奶。

若注意到了这些细节，但宝宝的吐奶情况没有改善，你应咨询医生做检查。

三、外出时喂奶的准备工作

如果要带宝宝外出，你应预先准备好已消毒的各种喂奶用具，如足够的奶瓶和奶粉储存盒。外出前，把奶粉放置于干爽的奶粉储存盒内；用保温瓶盛适宜温度的热水，以备冲调奶粉用。

若要带预先冲调的配方奶给宝宝饮用，可以这样做——

给宝宝饮用刚冲调的婴儿配方奶最为安全，建议即冲即饮。若必须带预先冲调的配方奶饮用，你可把配方奶放于冰箱，在4℃或以下温度冷藏，外出前才放进加入冰袋的冰包内存放。

四、转换奶粉是否会影响宝宝的健康

标准婴儿配方奶粉大多以牛乳提炼，并参考母乳的营养成分加工而制成。制造商生产的奶粉一般要符合国际标准或生产商所在地的婴儿奶粉标准。因此，市面上的婴幼儿配方奶粉，成分均大同小异。一般而言，医护人员并不鼓励父母因小问题轻易转换奶粉。但如果真的有需要替婴幼儿转换其他牌子的配方奶粉，亦不会影响他们的健康。

正确地转换奶粉，转换奶粉时需要注意的事项

不同牌子的配方奶粉一般有不同的冲调方法，因此，并不建议妈妈用两种或以上不同牌子的配方奶粉混合冲调。转换奶粉的过程并没有硬性规定，只要宝宝能接受新配方奶的味道。个别奶粉有不同的味道，有些宝宝可能需要多些时间来适应。你可慢慢增加新配方奶的餐数。若宝宝能接受，便可加快增加新配方奶的餐数，直至完全取代。

妈妈替宝宝转用其他品牌配方奶时，可能会发现宝宝的大便次数、性状及颜色有所改变，这是因为不同品牌的奶粉所添加的成分（如铁质、益生元等）会略有不同，这些都是正常的现象。你无须过分担心或再转换其他牌子配方奶粉。事实上，若宝宝对最初饮用的牛乳配方奶粉没有过敏反应，转用其他牌子的牛乳配方奶粉是不会引致过敏反应的。

五、宝宝吸吮力较弱，该怎么喂养

有的妈妈会遇到这种情况：宝宝吸吮力较弱，有时还没吃完奶就不肯吃了，或是睡着了。遇到这种情况你可以试试以下几种方法：

- 检查宝宝使用的奶嘴，看是否太硬，是否孔洞太小。孔洞太小，太硬的奶嘴宝宝在吸吮时比较费力，容易疲劳而不愿吃奶。
- 提供口腔干预：洗干净双手，用手指轻轻按揉宝宝的嘴巴、脸颊、牙龈、舌头；在喂养前和/或喂养之后的一段时间开始做，注意不要引起宝宝的恶心。
- 提供非营养性吸吮：非营养性吸吮就是让宝宝吸吮干净的安抚奶嘴或洗干净的手指；安抚奶嘴可以对早产宝宝起到安慰的作用，同时可以使早产宝宝练习吸吮、吞咽以及呼吸之间的协调，同时刺激消化酶的分泌，有助于乳汁的消化。研究表明，安抚奶嘴还有助于预防婴儿猝死综合征的发生，但如果宝宝不喜欢吸吮安抚奶嘴，则不应该强迫其使用。

提供口腔支持：用毯子包裹好宝宝，将宝宝的身体屈曲，四肢屈向躯干；给宝宝半坐位（45°～60°）；一只手（不拿奶瓶那只手）放于宝宝的头后面给予支撑，拿奶瓶的那只手应该拿好奶瓶，又要给予口腔支持；示指和拇指放在宝宝的脸颊上，向里向前轻轻地挤，中指支撑住下巴，轻轻向上推，帮助宝宝吸吮住奶嘴，使宝宝的口腔更好地形成足够的负压，但要注意不要让宝宝吸入太多的乳汁在嘴里。

六、吃完奶后，宝宝应该保持什么样的体位

　　早产宝宝的食管收缩幅度低且速度慢，食管括约肌压力不稳定，容易导致喂奶后反流和呕吐。早产儿宝宝胃酸和胃蛋白酶活性均低于足月宝宝，早产宝宝小肠呈低幅而无规律的收缩，几乎无推进运动，随着胎龄的增加，蠕动频率、振幅和时间逐渐增加，至足月时才出现有规律的向前推进的蠕动波，因此早产儿较易出现腹胀、胃潴留等喂养不耐受现象。根据早产宝宝的这些生理特征，在吃奶后应该采取侧卧位，特别是喂奶后的 30 ～ 60 分钟，右侧睡有助于乳汁的排空，而左侧睡有助于防止胃食道反流的发生。在家中侧卧位时需要照护者在家看护，避免翻成俯卧位发生危险。

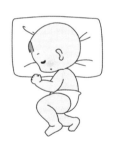

奶粉喂养的餐次时间安排及奶量

一、宝宝出院回家后是按时喂养还是按需喂养

宝宝会按生长及身体需要调节吃奶量，每餐的吃奶量不一定相同，每天的吃奶量也会变化，也有部分宝宝吃奶次数较少但每餐吃奶量较多。早产宝宝出院后医生都会让妈妈按需喂养。

按需喂养是按照宝宝的需求来喂奶。对足月宝宝来说，有规律的睡眠－觉醒模式，饥饿时会以哭声或不安的表现来表达吃奶的需求，每天喂奶的次数和每次喂奶的时间都能够自我调节来满足需要。早产宝宝则不同，他／她的这种状态转换过程没有规律、不典型，对初为人母的妈妈来说不易察觉。而且早产宝宝觉醒时间短，在喂奶当中容易入睡，有些妈妈则认为不宜打扰宝宝的睡眠而造成喂奶次数少，使早产宝宝在出院后早期奶量摄入不足，体重下降过多，甚至黄疸加重，导致再入院率增加。

因此，对于刚出院的早产宝宝每天喂奶的次数应保证在 10 ~ 12 次以上，睡眠时间最长不应超过 3 小时，以确保他／她的能量和营养的需求。之后，随着早产宝宝逐渐发育成熟，胃容量的增加、吸吮力增强，每次摄入奶量多了，自然会形成规律的作息时间，使按需哺乳常态化，喂奶的

次数可以逐渐减少。

二、学习观察宝宝的"饥饿"信号

当你注意到宝宝"肚子饿了"的早期信号。

- 睡醒,身体跃跃欲动。
- 舔嘴唇。
- 头转向两边并张开嘴觅食。
- 吸吮小手或拳头。

让宝宝主导吃奶的量和次数。每个宝宝的吃奶量都不同,让宝宝主导吃奶的量和次数,有部分宝宝需要吃奶次数多而每餐吃奶量较少,也有部分宝宝吃奶次数较少但每餐吃奶量较多。一般1~2个月大后,宝宝的吃奶节奏会比较有规律。在2~6个月期间,有些宝宝开始有昼夜节奏,在晚上可以连续睡上5~6个小时,到清晨醒来才要吃奶,并且吃的量会多一点。一般4个月后婴儿开始能够整夜睡觉,不需要吃夜奶。

宝宝会按生长及身体需要调节所需的奶量。有些宝宝会连续几天吃得特别多,随后几天又吃得少。如果他/她表现活泼,生长正常,便不用担心。

三、宝宝不同喂养方式餐次上的区别

不论是喂母乳还是喂配方奶,都应根据宝宝的需要来喂养。母乳中的蛋白质主要为乳清蛋白和酪蛋白,乳清蛋白的含量为50%~80%,乳清蛋白在胃中酸化,变成柔软、

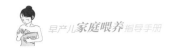

絮状凝块，很容易被消化，为宝宝提供持续的营养。而配方奶含有较高的酪蛋白，酪蛋白在胃中形成硬的、不易消化的凝块，使其比母乳更难吸收。故配方奶喂养的宝宝一般会 3 ~ 4 小时才需要喂 1 次奶，而更容易消化吸收的母乳则隔 2 ~ 3 小时就需要喂养了。

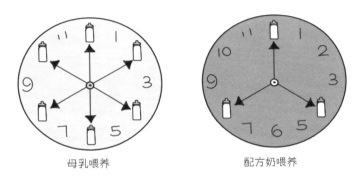

母乳喂养　　　　　　　　　　配方奶喂养

四、不同月龄早产宝宝的奶量

宝宝会按生长及身体需要调节所需的奶量，有些宝宝会连续几天吃得特别多，随后几天又吃得少。如果他 / 她表现活泼，生长正常，便不用担心。你无须执着要宝宝每餐吃奶的分量一致，不要勉强他 / 她吃光奶瓶中的奶。同时早产宝宝要定期随访，在医生的指导下进行喂养。6 个月（矫正月龄）后除了吃母乳或配方奶以外，宝宝需要进食各种营养丰富的辅食，来摄取生长和发育所需的营养。以下是 6 个月内早产宝宝每天奶量参考。

6个月以内早产宝宝每天奶量参考

月龄（矫正月龄）	每千克体重每天奶量 （ml）	每天喂养总奶量（ml） 7～8次
1～2个月	不少于150 ml	550～970
2～5个月	不少于150 ml	630～1110

添加辅食

一、给6个月后的宝宝（矫正月龄）添加辅食

进食固体食物有助于宝宝发展咀嚼能力；尝试多种类型、质感、味道的食物有助宝宝适应多样化的食物，逐步习惯成人的饮食；早点接触各种食物，帮助宝宝增加食物的经验，有助减少偏食的问题。但是，不要给矫正月龄未足4个月的宝宝吃奶以外的食物，过早加入固体食物容易引致食物过敏！美国儿科学会和欧洲营养协会建议添加辅食开始的时间是出生后 17 ～ 26 周（正常足月儿）。

延迟添加固体食物也会对宝宝生长发育造成影响

令宝宝缺乏生长所需的营养素（如铁和锌），这会对健康和身体发育产生不良影响；也会造成饮食习惯的问题，宝宝会较难适应吃多种食物的饮食方式，还可能引致偏食或其他进食问题，如抗拒接受质感粗糙的食物。

二、如何知道宝宝已准备好进食固体食物

当宝宝有以下的表现，他／她便可尝试进食固体食物。

- 能靠椅背坐起来。
- 能抬起头部。
- 能伸手抓物品。
- 对食物感兴趣，如看见勺便张嘴；把勺放进宝宝的嘴里，嘴唇能合起，含着勺子；能闭上嘴巴吞咽食物。

　　每个宝宝发展的步伐快慢各有不同,但将近 6 个月（矫正月龄）大时，大部分宝宝都会有这些行为。若宝宝已 7 个月大还未有这些表现，你应请教医护人员。

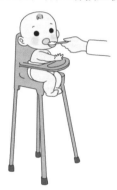

开始给宝宝尝试固体食物的重点

- 在喂奶前30分钟，给宝宝尝试固体食物。
- 起初加辅食可先从小米米粉加起，冲调得稀一些（如同奶一样稀），逐渐根据宝宝适应情况调整。
- 起初宝宝进食的分量会较少，只是1~2汤勺，随着宝宝适应的进度来增加分量。
- 合适的食物有铁质丰富的食物，如蛋黄、水果、瓜菜泥、婴儿米粉等；一次只添加一种食物泥。

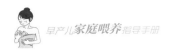
- 当宝宝适应吃幼滑的糊后，便要尝试吃质感较稠的食物。
- 按宝宝的需要，给他/她喝水。

三、刚开始添加辅食时宝宝可以吃什么

你可以从日常食材中，选用容易制成糊蓉的食物。

- 谷物类：粥糊、婴儿米糊、婴儿麦糊。
- 较容易磨烂成蓉的瓜菜：南瓜、苋菜、菠菜、番薯。
- 较熟和软的水果：香蕉、啤梨、桃、苹果、木瓜。
- 肉、鱼、蛋：肉、蛋黄、鱼、猪肝或鸡肝。

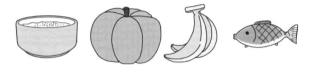

加入的食物没有特定的先后顺序

- 你先让宝宝尝试加铁的米糊或米粥3~4天，然后在米糊中加入肉蓉、蔬菜蓉或水果蓉，亦可让宝宝单独吃这些食物蓉（早些尝试蔬菜和水果的天然味道，能令宝宝容易接受不同种类的蔬果）。
- 铁质丰富的食物，如蛋黄、深绿色的蔬菜叶、猪肝或鸡肝、豆腐、豆蓉、鱼等，这些食物含铁质丰富，又容易压成蓉状，可让宝宝及早尝试；如混合1~2茶匙的蛋黄和少量的奶，便可制成为蛋黄糊；也可在米粥或米糊中，加入这些食物。

四、制作辅食

你可用研磨板、滤网、搅拌机等制作幼而滑的糊状食物给宝宝吃。

不同食材的制作方法

食物	制作方法
菜叶	先把菜叶切碎煮熟，用磨棒或汤匙在滤网压下并过滤
瓜类、胡萝卜	先把瓜类、胡萝卜等煮软，用刨丝器或磨板磨成蓉，或可用滤网压下并过滤
水果	用调羹刮蓉，如颗粒较粗，可用滤网过滤
煮熟的蛋黄	用勺把蛋黄压碎，加入少量温水或奶调成糊状

五、喂养中的常见疑问

婴儿米糊和粥在营养上有什么分别

市售婴儿米糊一般添加了铁，因此所含的铁质比白粥多；尝试固体食物初期，宝宝进食分量少，有些妈妈认为选婴儿米糊较方便；当进食米糊分量增加，宝宝一般亦能够吃米粥；家长可在粥里加入蛋黄、肝脏、深绿色菜叶、豆腐、鱼或肉等，这些食物含铁丰富且易于吸收，还能帮助宝宝学习咀嚼。

绿叶菜适合制作辅食

绿叶蔬菜有丰富胡萝卜素、铁、钙和食用纤维等营养元素，是十分适合制作宝宝辅食的食物；绿叶蔬菜虽然比不上南瓜、胡萝卜那样甜，但大多数宝宝都能接受；研究显示宝宝接触和尝试进食的次数越多，他／她会较愿意吃，而且吃的分量也越多。

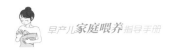

给宝宝喂辅食前的准备工作要注意什么

1. 餐前"热身"

进餐前先清洁宝宝的小手和脸，让他／她习惯完成餐前的固定活动，如给他／她围上小围裙或口水巾，告诉宝宝"吃饭了"，让他／她放松。这样，宝宝便有了"吃饭了"的心理预备，令他／她适应有规律的生活，同时也培养健康卫生的饮食习惯。

2. 避开干扰

让宝宝专心吃，这时应避免与你互动、交流；让宝宝远离电视和玩具等干扰。避免出现因一边进食，一边玩玩具、看电视而导致的常见饮食行为问题——因为分心而进食过量；年纪较大的宝宝会习惯只顾看电视而不吃饭；不愿自己进食，依赖别人喂食。

3. 家长的心理准备

理解并相信宝宝有能力判断自己的食量；别怕弄脏宝宝的手脚、地面、桌面等，可先做一些预防工作，如在地上铺上报纸。

4. 就餐位置

让宝宝坐在固定的座位上；与宝宝坐在同一高度，让大家都能看到对方，方便沟通。这样，你容易观察宝宝的表情和反应，了解宝宝的吞咽是否顺畅；拿食物或勺子的目的；对新食物的反应；饱饿的表现。

让宝宝坐在固定的椅子上吃饭，便能令他／她意识到坐在椅子上便是进餐时间，养成安坐吃饭的习惯。宝宝就餐的座椅必须安全和舒适，高餐椅或活动婴儿餐椅是理想的选择。对家长来说，喂食时亦较舒适。

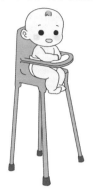

> **其他方式喂食时要留意以下的情况**
>
> ◎ 抱着宝宝喂食：宝宝与家长难于面对面看到对方，有碍沟通和观察。
> ◎ 坐在地席上喂食：较大的宝宝会爬走，难于养成安坐吃饭的习惯。
> ◎ 婴儿手推车/学步车上喂食：当宝宝学会爬离手推车，便会产生危险；又或当宝宝坐着学步车走来走去，难以专心进食。

六、喂辅食

宝宝的食具

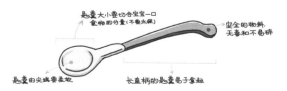

匙羹大小要切合宝宝一口
食物的分量(不要太大)

安全的物料，
无毒和不易碎

匙羹的尖端要圆滑

长直柄的匙羹易于拿起

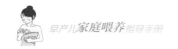
什么时候是让宝宝尝试固体食物的最佳时间。

- 喂奶前30 分钟，或宝宝开始表现肚饿时，可让他/她尝试吃固体食物。
- 宝宝清醒和情绪安定时，当他太饿，会不耐烦或哭啼，不是尝试的时机。
- 在日间给宝宝尝试，可易于观察他/她进食的反应。

喂宝宝吃糊状食物

做好餐前预备，让宝宝坐好；让宝宝看见勺子上的食物；当宝宝张嘴后，把勺子平放入他／她口内；宝宝合上嘴后，以水平方向取出勺子，不要把食物倒入他／她的口内。

需要注意的一些细节

◎ 若宝宝的舌头总是顶着勺子、不会吞咽食物或把食物吐出来，这表示他/她还不能吃固体食物，你可以在一星期后再尝试。

◎ 开始吃固体食物时，嘴角可能会漏出食物，待宝宝熟练咀嚼吞咽后，情况便会有所改善。

辅食添加的量

刚开始时每天 1 次，给 1 ～ 2 勺的食物糊，然后喂奶；若宝宝愿意吃，你可以多喂些，但须谨记现阶段宝宝仍以吃奶为主；待宝宝适应后，便可逐渐增加分量及次数。当宝宝能顺利吞咽食物糊后，你可以：

- 增加喂食固体食物的次数，每天2～3次，同时增加分量。

- 提升食物的稠度，由稀糊调至稠糊，适应后便尝试泥蓉状食物。
- 逐一加入各种新食物，可将新食物加入已经尝试的食物中，让宝宝尝试新口味和口感。

加入新食物时，家长须注意以下事项：

◎ 食物要煮得熟透。

◎ 每次只尝试1种新食物。

◎ 以半茶匙至1小茶匙开始，渐渐增加分量，连续试2~4天。

同时，细心观察宝宝是否出现食物过敏的症状。如无过敏反应，便可继续尝试另一种新食物。

让宝宝感觉用餐愉快

1. 由宝宝主导进食节奏

按照宝宝进食的速度来喂食；当宝宝好像对食物失去兴趣时，轻唤他／她，让他／她看到食物；当宝宝表现已"吃饱了"，便停止喂食。

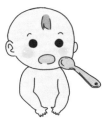

2. 注意与宝宝的交流

喂食时与宝宝说话，向他／她展露笑容，有助宝宝放松心情，增进食欲；当宝宝主动与你沟通时，应积极回应

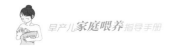
他／她，这样宝宝会吃得更愉快；欠缺互动会令宝宝觉得沉闷和紧张。

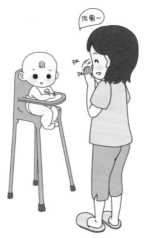

3. 让宝宝参与用餐

当宝宝对勺子和食物有兴趣时，便让他／她尝试拿起勺子或食物自己吃，并给予适当地协助。

4. 多鼓励宝宝

赞赏的说话和身体语言可令宝宝更有自信做新尝试；你可先作示范，他／她会更乐于尝试；当宝宝做得到，你应表示赞赏和认同，让他／她知道自己做对了。

5. 留意宝宝的饱饿信号

- 对食物表示兴趣。
- 将头凑近食物和匙羹。
- 身体俯向食物。
- 太饿时会吵闹、啼哭。

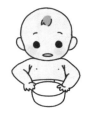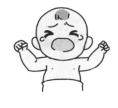

- 不再专心进食，吃得越来越慢。
- 避开勺子。
- 紧闭着嘴唇。
- 吐出食物。
- 推开或抛掷勺子和食物。
- 拗起背。

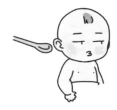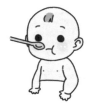

避免过度喂养

　　宝宝的生长必须要有足够的营养，但吃得多不一定会长得高、长得壮。因为胎儿期间的发育状况，特别是遗传因素对生长有着重要的影响；喂得过量，容易导致肥胖和相关的健康问题。宝宝的身体有内在调节的功能，会按生长的需要来调节食量，得到恰到好处的养分；出生后前3个月，宝宝处于快速生长期，食量会增加得快；快速生长期过后，宝宝的身体不需要那么多养分，食量便会减少，有时甚至不愿吃，但却表现活泼。这些都是正常的情况。

宝宝吃饱了，而你仍要他/她继续进食，会导致——

◎ 让宝宝觉得进食不是轻松的事。

◎ 宝宝对"食物"产生反感。

◎ 产生其他的进食问题，例如宝宝在吃奶和吃饭时与你对抗，因而吃得少，又或者因进食过量而引致肥胖。

　　要让宝宝健康成长，你的任务是：提供营养合适又安全的食物；根据宝宝饱和饿的反应来喂。

◎ 宝宝的身体需要各有不同，不要与别人比较食量。

◎ 宝宝每餐、每天的食量都不同。

◎ 有时活动后要吃多些，有时玩得太倦，反而不愿吃。

◎ 处于快速生长期宝宝的食量会较平常多。

七、要小心食物过敏

　　食物过敏：是指身体对某些食物不正常的免疫反应。食物过敏的症状，可能在进食后数小时内或数天后出现。

数小时内出现的食物过敏症状

● 较常见的包括：风疹块（荨麻疹）、湿疹恶化；眼、舌、脸、嘴和唇肿胀；腹泻、呕吐。

● 罕见且严重的症状包括：呼吸困难、休克。

隔1～2天后才出现的反应

湿疹、持续呕吐、气喘、便秘、腹部绞痛。

过敏引起的湿疹

较容易引起过敏反应的食物

牛奶和乳制品、蛋、花生、鱼、甲壳类海产、果仁、小麦（如面包、饼干）、豆类、燕窝。

注意！辅食添加时一定要注意宝宝可能发生食物过敏的情况：

◎ 未足4个月的宝宝（矫正月龄），不应进食固体食物。

◎ 6个月的宝宝（矫正月龄）开始进食固体食物，你可让他/她尝试这些食物。

◎ 延迟或避免吃这些食物，并不能降低宝宝患上特异性皮肤炎（湿疹）或过敏性疾病的发病机会。

◎ 对于患有严重湿疹、食物过敏的宝宝，家长应先咨询儿科医生才添加这些食物。

如怀疑宝宝出现食物过敏的症状，家长应咨询医生并作详细诊断，按医生指示稍后再作尝试；若症状严重，须立即到医院就诊；已被确诊为对食物过敏的宝宝，必须遵照医生指示来进食。

初生宝宝Q&A之便便的知识

正常足月新生宝宝多在出生后 12 小时内开始有大便排出，或可延迟到 12 ~ 24 小时，一般不超过 24 小时。这时的大便颜色呈深绿色，较黏稠，称为"胎便"。由于有脱落的肠上皮细胞，咽下的羊水和消化液，而消化液中主要含胆汁，所以胎便的颜色看起来是墨绿色的，不要担心，这是正常的。一般胎便的总量为 100 ~ 200 g。如果喂养得当，乳汁充分，2 ~ 4 天后大便颜色逐渐由深绿色转为黄色。

初生宝宝胎便颜色变化

吃母乳和吃奶粉的宝宝大便分别有什么特点

母乳喂养宝宝的大便为金黄色，糊状，每天排便 1 ~ 4 次。有的宝宝大便次数或多于 4 次，有时宝宝放个屁甚至都会有少许的大便排出，只要宝宝吃得好、精神好，而且体重逐渐增长，无须特别担心。随着宝宝的月龄增加排便次数也会逐渐减少由每天 3 次到 3 天 1 次不等；有的吃母乳的宝宝，甚至是相隔很长时间才有大便。

　　奶粉喂养宝宝的大便颜色为淡黄色，呈均匀硬膏样，每天排便 1~2 次，容易便秘。宝宝在家容易发生哪些排便方面的问题呢？

便秘

　　便秘是新生儿期比较常见的症状，是粪便（包括胎粪）在肠道内停留时间过久，以至于干结，大便次数减少，排便困难。新生宝宝便秘的病因多为功能性的，如奶粉喂养。因为奶粉经消化后所含的皂钙较多，容易引起大便干结，从而发生便秘。所以尽可能的采取母乳喂养。如果奶粉喂养的宝宝容易便秘可采取以下方法缓解。

　　（1）奶粉喂养的宝宝，可在两餐奶之间喂一些温水，量不要太多，10 ～ 20 ml 即可，以免影响喝奶的量。

　　（2）按摩腹部和热敷：在按摩前要洗干净双手，涂抹少许婴儿按摩油在掌心中，按摩时注意用掌心按摩，四指并拢，以脐为中心由内向外顺时针方向轻柔按摩宝宝腹部，可以每天按摩 2 次，上午、下午各 1 次，每次 5 ～ 10 分钟，同时用手指指腹轻柔左侧腹部 8 ～ 10 次。按摩的时间选择在两顿奶之间或喂奶后 1 小时，按摩时可抬高宝宝的头肩部 30° ～ 40°，以防止胃内容物反流。在操作过程中，操作者的手不要离开宝宝的皮肤，如果宝宝有哭闹、肤色的改变、肌张力的改变应暂停。每次按摩结束后用 39 ～ 40℃的温水浸湿小毛巾后拧干至不滴水再敷于宝宝的腹部，每次敷 5 分钟。热敷时注意避开脐部，并注意观察皮肤变化，防止烫伤。及时更换热敷毛巾，保持热敷温度。腹部按摩和热敷操作简便易行，两者联合应用，作用互相叠加，有

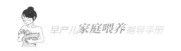

效促进肠蠕动，有利于粪便彻底排出，减少腹胀和便秘。

（3）按摩肛门口：可每天定时按摩肛门，每天 3 ~ 5 次，每次 5 ~ 10 分钟，这能引起生理反射，促进排便，减轻便秘。

如果宝宝数天没有排便，又有其他表现如没有放屁、经常呕吐、食欲不振、腹部胀大，或精神疲倦等需及时就医。需要注意的是家长切勿自行购买泻药或灌肠剂给宝宝使用，不同阶段的便秘处理方法会有所不同，因此还是由医生决定是否用药。

腹泻

腹泻分为感染性腹泻和非感染性腹泻两大类。感染性腹泻可由细菌、病毒、真菌及寄生虫引起。感染源可由被污染的乳品、水、乳头、食具等进入消化道引起腹泻。腹泻的表现有大便次数增多，每天 6 次以上甚至十余次，同时伴有大便性状改变，稀水便、黄色蛋花汤样便或有较多黏液、有时甚至有血丝、果冻样便、暗绿色水样便（海水样便）浅灰色或白色便等都是不正常的大便；气味改变，如有酸臭、腥臭味。除了大便的颜色、性质、气味改变外，宝宝还伴有吃奶差、呕吐、肚子胀、发热或体温低、精神萎靡、烦躁不安、四肢发凉、皮肤发花、哭时无泪等和平时不同的表现，妈妈要引起重视，及时就医。

非感染性腹泻除了喂养不当引起的消化不良外，常见有乳糖不耐受、牛乳蛋白质过敏等。

乳糖不耐受的宝宝在出生喂养后就有不同程度的腹泻，每天数次至 10 次，大便呈黄色或青绿色稀糊便，或是蛋花汤样便，有奶块、泡沫多，同时伴有腹胀、哭闹。牛奶蛋白过敏的宝宝多在生后 2 ~ 6 周发生，男宝宝多见，表现为呕吐、腹胀、腹泻，大便含有大量奶块、少量黏液，严重的大便中有血丝或排血便。

在腹泻期，妈妈要注意预防红臀的发生，每次有大便及时更换尿布，每次便后用温水清洗臀部，并轻柔擦干，涂护臀霜。就医时勿忘携带异常大便的尿布，在就诊时提供给医生协助诊断并可以及时留取标本化验。

第4章

喂养中可能会
碰到的问题

无论是母乳喂养还是人工喂养，新手父母总会碰到各式各样的情况。尤其是早产儿，由于特殊的生理条件，在喂养过程中，除了足月儿普遍性的问题，早产儿父母可能还会遇到另一些棘手的障碍。

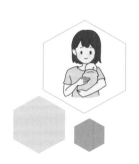

新手妈妈如何判断喂养的时机

一、到底应该什么时候喂奶

　　这个问题看似很普通，但其实并不简单。家长很可能习惯性地按照时间表来喂养宝宝，常常忽略了宝宝自己的需求。宝宝什么时候想吃奶，他／她一定会用自己的方式来告诉爸爸妈妈。

　　当宝宝的身体开始扭动、嘴巴张开，舌头吐出来，舔舔嘴唇，头部开始转动，表现出寻找，出现寻乳反射的动作——这些是需要喂养的早期信号。

新生宝宝用这些表现告诉你："我饿了。"

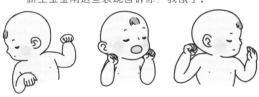

　　宝宝饿了会啃手，但如果宝宝只是安安静静地啃手，并没有表现出其他的信号，可不一定是饿了，大月龄的宝宝也常用啃手来探索世界，以及安抚自己。

　　当宝宝的身体开始大幅度伸展，肢体移动开始增加，甚至把手放到嘴里，吸吮身边能接触到的东西，如果被抱在怀里，宝宝开始出现寻找乳房的动作，用小手伸向乳房的方向，嘴巴朝着乳房的方向去找，呼吸也变得急促起来——这些是需要喂养的中期信号。

新生宝宝用这些表现告诉你："我真的要吃奶了！"

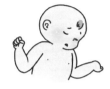

如果妈妈忽略了以上的表现，宝宝会大声哭泣，情绪很激动地移动肢体，皮肤颜色变红，有些宝宝甚至哭得十分激烈，有憋气的举动，常常会让妈妈惊慌——这些是需要喂养的晚期信号。

新生宝宝开始大哭起来。哭，是饥饿的晚期信号

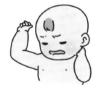

当然，宝宝哭不完全是因为饿，还有非常多其他的原因，但如果是因为饿，宝宝大哭了，在此之前一定有过很多的提示被忽略了。这时候，妈妈需要先和宝宝做肌肤接触，和宝宝说话，轻轻抚摸宝宝的后背部等，让宝宝安静下来，然后再喂奶。

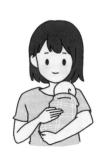

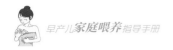
二、怎么判断宝宝吃饱了

　　首先要尽量避免宝宝哭闹，因为哭闹会消耗宝宝的精力，这些宝贵的精力最好是用在成长发育上。由于早产宝宝想要吃奶时，动静比足月宝宝要小，所以，与大多数宝宝饿了就会扯着嗓子哭不同，早产宝宝不睡觉可能是他／她饿了的唯一提示。母亲喂奶后，如果乳房摸起来还有点硬，那就要把奶挤出来，或者用吸奶器排空乳房，以维持奶量，避免因为涨奶，而使奶水减少。

　　尽量频繁地给宝宝喂奶——最起码要保证每 3 小时喂 1 次奶，每 24 小时喂 8 次，这是最低的喂奶频率。如果宝宝睡得太久，要把他／她叫醒吃奶。你可以弹他／她的脚心，把他／她的襁褓打开，甚至脱掉他／她的衣服，刺激他／她寻求舒适感。这时，他／她通常会找奶吃。吃够奶的婴儿每天会尿至少 6 ～ 8 次。如果穿着纸尿裤，每天会用 4 ～ 6 个纸尿裤。大便的次数和多少不能用来作为是否吃饱的判断标准。因为如果只吃母乳的话，一天拉 7 次和 7 天拉 1 次大便可能都是正常的。

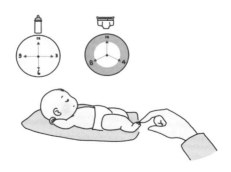

准备几个大枕头，或者专门的哺乳枕——喂奶时用它们把宝宝垫到合适的高度和姿势。因为有时妈妈可能需要用一只手扶着宝宝的头，另一只手扶着自己的乳房，没有第三只手去托住宝宝的身体了。最适合早产宝宝的哺乳姿势是"交叉式"。宝宝的头部靠在妈妈的前臂上。如果妈妈用右侧乳房喂奶，就用左手和左臂抱住宝宝，使宝宝的胸腹部朝向妈妈，用手指托住宝宝头部后侧及耳朵下方，引导他／她找到乳头。

早产宝宝需要妈妈格外注意引导他／她用正确的姿势衔乳——宝宝要正对妈妈，趁他／她张大嘴巴的时候把乳头送入嘴里，让他／她衔住大部分乳晕，下嘴唇向外翻出。无论是从鼻饲直接变成亲喂母乳，还是从奶瓶喂转为母乳亲喂，妈妈要掌握循序渐进的原则。观察宝宝吸吮母乳能力的发展，增加宝宝直接吸吮母乳的次数。也许母婴会在喂奶姿势和衔乳姿势上磨合很久，但是别气馁。宝宝总会给妈妈惊喜。

观察喂养是否满足宝宝生长发育需求

对早产儿体格生长的监测是衡量其营养状况的基本方法，定期监测体格生长不仅有利于早期发现生长发育异常的高危儿，及时了解早产儿追赶生长情况，而且对早产儿喂养方案、营养干预策略的制订与调整等都有重要意义。

一、判断宝宝生长发育的指标

体重

体重是判断早产儿营养和生长状况的最重要指标。早产儿出生体重及出生后体重增长速度不仅与近期的发病率、死亡率密切相关，而且与神经发育的不良预后甚至成年慢性病的发生风险有关。因此体重被视为早产儿健康结构的重要预测因子，定期监测体重变化对于早产儿喂养、护理和治疗方案的制订与评估具有重要的意义。

身长

调查结果显示，我国早产儿身长的生长迟缓率高达58.9%，而且极易延续至儿童期，对儿童甚至成年身长带来不可逆转的危害。因此监测身长变化成为及时发现早产儿身高异常的关键。监测身长的意义还在于可与体重结合来评估早产儿的营养状况。

头围

头围测量对于早产儿尤为重要。头围除了是体格生长指标外，还可反映宝宝脑发育情况。早期头围监测不仅能帮助评估营养状况，而且对神经发育预后具有重要预测价值，应采用精确的测量工具及规范的测量方法。

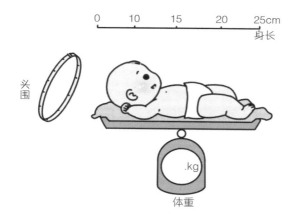

二、监测宝宝体格生长的有关问题

测量

在测量体重的过程中，宝宝只需包着尿布。测量结果要去除尿布的重量，且测量需在宝宝大便之后进行。对于身长的测量，标准很重要，尤其对小婴儿来说，躺着测量要把腿伸直，所以在身长的测量过程中有很大的测量误差。建议妈妈定期到医院进行标准的体格测量并记录。

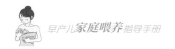

监测绘图

每隔一段时间，妈妈应把宝宝的身长体重在曲线图上描记出来，将各个标记点连成曲线，就是宝宝的生长曲线图。从这条曲线可以看出宝宝生长的趋势。

发现异常

生长曲线低于第3百分位的宝宝，存在矮小、营养不良，应及时找儿保科医生进行评估。宝宝的生长发育好不好，不能只看一个点，应长期观察宝宝生长发育曲线走势。如果宝宝身长体重一直不达标，生长曲线有异常的话，需要寻找原因。需要明确宝宝奶量是否充足，是否存在其他疾病。建议妈妈带宝宝去医院进行生长发育检测，让医生来评估和寻找原因。

三、早产儿在体格生长监测中采用的评估量表

体格生长监测的方法目前国际上按照胎龄 40 周前和 40 周后采用不同的方法。

胎龄 40 周前（表 1）：按照 2013 年修订的 Fenton 早产儿生长曲线图（分性别）。早产儿早期的生长标准也可参照正常胎儿在宫内的生长速率，即 15 ~ 20 g/（kg·d），身长每周增长 1 cm，头围每月增长 0.5 ~ 1 cm。胎儿在宫内的生长是非匀速的，因此评估不同胎龄早产儿生长速率需要参考胎龄。

表1　胎儿宫内的生长速率

胎龄（周）	体重增长（g）	胎龄（周）	体重增长（g）
<28	20.0	34~36	13.0
28~31	17.5	37~38	11.0
32~33	15.0	39~41	10.0

胎龄 40 周后（表 2）：按照矫正年龄参照正常婴儿的生长标准进行，与群体的横向比较采用 2006 年世界卫生组织发布的儿童生长标准。纵向生长速率也可参照下表。

表2　早产儿半岁以内的生长速率

矫正月龄	体重增长（g/周）	身长增长（cm/周）	头围增长（cm/周）
足月至<3个月	170~227	1.0	0.5
3~6个月	113	0.5	0.2

早产儿的生长评估重要的是关注其生长趋势。正常胎儿在宫内的生长速率和早产儿出生后生长速率参照值为纵向比较，可反映早产儿的生长趋势和追赶生长的特点；Fenton 早产儿生长曲线和世界卫生组织儿童生长标准属于横向比较，反映个体早产儿与同月龄群体间的差异。

早产宝宝体格生长监测频率

儿童一次的体格发育监测可以反映出一段时间内儿童的营养和大脑神经组织的发展情况，但儿童的生长是一个弹性的、纵向的、连续的、积累的发展过程，所以要定时的进行体格监测。

早产 / 低出生体重儿住院期间每周测体重 3 次，每周测身长和头围。出院后 6 月龄以内每月测体重、身长、头围 1 次，6 ～ 12 月龄每 2 个月测体重、身长、头围 1 次，1 ～ 2 岁每 3 个月测体重、身长、头围 1 次。高危早产儿第 1 年应每个月测 1 次，尤其出院后 1 ～ 2 周内应进行首次评估。

不成熟的早产儿存在不同程度的胎儿生长受限，出生后面临各种并发症，所以，促进其出生后早期的体格生长和神经发育以弥补宫内损失是改善其日后健康和出生后生活质量的关键。

早产儿的体格生长是个长时间的过程，其体格生长必须受到密切监测与及时干预，以便改善其预后。

早产宝宝体重追赶不佳怎么办

母乳具有营养支持和免疫保护作用，因此母乳是喂养早产儿的最佳选择。但是，早产儿是一类特殊人群，其出生时胎龄小、体重低、营养储备不足，生长发育及必要的追赶生长对营养素及能量需求量大，同时面临消化吸收不足，喂养耐受性差等诸多困扰。早期疾病影响喂养及造成消耗增加，因此，常规母乳喂养往往不能满足其生长发育的需求。

早产儿妈妈通常会问："哎呀，我的宝宝长得不好，是不是我的母乳不好，要吃奶粉吗？"

母乳是早产儿最好的食物，它对早产儿生长发育的重要性无可替代，但由于不同早产儿母亲的母乳成分差异较大，其提供的蛋白质摄入量仍不能满足部分早产儿的生长所需，所以必须强化母乳。

一、单纯母乳会跟不上早产宝宝的生长发育需要

母乳蛋白质开始下降

母乳蛋白质质量随着时间推移逐渐下降。早产妈妈母乳中的蛋白质在初乳中含量最高，约 19 g/L，2 ~ 3 周

后降至 15 g/L，甚至更少且含量不稳定，即使摄入母乳 200 ml/（kg·d），早产儿仍不能达到推荐的摄入标准，也很难达到最低 15 g/（kg·d）的宫内生长速率，此时机体处于负平衡状态，生长速度较慢，人血白蛋白和尿素氮水平低。所以纯母乳喂养不能满足早产儿追赶生长时对蛋白质和能量等营养素的需求。

母乳内钙、磷含量较低

这些矿物质的不足会刺激骨的重吸收以保证血清钙浓度的正常，造成早产儿骨发育不良和代谢性骨病的危险。有研究指出，30% ～ 50% 纯母乳或足月配方奶喂养的早产儿会出现骨矿物质含量降低，纯母乳喂养即使达到 180 ～ 200 ml/（kg·d），与宫内相比较，只能获得 1/3 的钙、磷累积率。

大量研究显示，由于单纯母乳可导致早产儿生长的落后，因此需要在母乳中添加强化剂以增加其营养素含量，从而保证早产儿出生后达到接近宫内的生长速度的要求（详见第 2 章）。

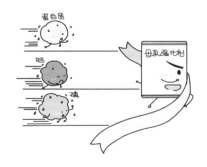

二、捐赠母乳与亲母母乳对宝宝来说所需的营养素是否相同

随着对母乳喂养益处的认识及全球多处母乳库的建立，捐赠母乳喂养早产儿逐渐成为可能并日益增多。由于捐赠母乳基本上来源于母乳喂养已经建立的足月儿母亲的成熟乳，母乳中营养素含量、能量密度均低于早期早产儿母乳，不能满足快速成长期早产儿的需求。有研究结果表明，使用捐赠母乳后早产儿体重增长慢，如果仅采用常规补充方式，不能完全避免体格生长落后的发生。一项亲母母乳、捐赠母乳单人混合、捐赠母乳多人混合、初乳混合后标本检测的研究显示，不同类别母乳中宏量营养元素的含量存在较大差异，捐赠母乳营养素含量低于早产儿亲母母乳及初乳。

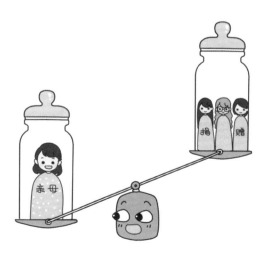

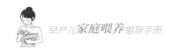

三、袋鼠式照护对早产宝宝的体重增长有利

　　有临床研究结果表明，母亲给予宝宝袋鼠式照护也有促进婴儿生长发育的作用。母婴皮肤接触能够刺激婴儿皮肤感受器，提高睡眠质量，促进生长激素的分泌，增强糖原和蛋白质的合成代谢。袋鼠式照护还能促进胃泌素和胰岛素分泌，促进肠道对食物的消化吸收。同时，袋鼠式照护过程能减少婴儿哭闹，维持体温，降低不良刺激的影响，从而降低宝宝的能量消耗，有助于婴儿体重增长。在进行袋鼠式照护时需要注意的是：家长需要每天洗澡并更换干净衣物，保持清洁，但不需要特别消毒。进行袋鼠式照护前，你应洗干净双手，给宝宝换好干净的尿布。爸爸不要吸烟，吸烟对宝宝的健康是有害的。调低室内灯光，保持环境安静。母亲进行袋鼠式照护前应先吸空乳房，便于婴儿在乳房上尝试非营养性吸吮。你在实施袋鼠式照护过程中可以与宝宝轻声说话、唱歌或读书，也可以抚摸、亲吻宝宝。

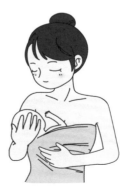

四、非营养性吸吮也能促进早产宝宝的增重

非营养性吸吮（non-nutritive sucking，NNS）是指通过给婴儿口中放置无孔安抚奶嘴，以增加其吸吮动作而无母乳或配方乳摄入的过程。早产儿在管饲喂养的同时采用NNS，有助于促进胃肠动力和胃肠功能的成熟，缩短管饲喂养到经口喂养的时间；促进新生儿胃肠激素和胃酸的分泌，帮助消化；改善早产儿的生理行为，增加安静睡眠时间，减少激惹和能量消耗，加快临床状态改善的进程；同时，推进早产儿由管饲向直接哺乳的过渡。

五、音乐疗法与体重增长

美国《儿科学》（*Pediatrics*）杂志发表了一项研究。以色列一家医疗中心研究人员以20名身体健康的早产儿为实验对象，研究莫扎特音乐对他们休息时新陈代谢的影响。

研究人员让早产儿连续2天听30分钟莫扎特音乐，而后连续2天不听音乐。对比分析结果显示，早产儿听音乐时的新陈代谢比不听音乐时减慢13%。研究员罗尼特·卢贝茨基说，这一发现表明，音乐可能帮助早产儿增长体重，因为新陈代谢放缓有助于体重增长。不过研究人员说，音乐疗法可否用于护理早产儿，眼下尚无定论，还需进一步实验证明。

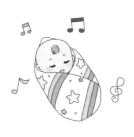

按需喂养还是按时喂养

很多妈妈特别强调宝宝按时喂养，有的妈妈甚至看到宝宝想喝奶而饿得直哭，也决心坚持要等到固定的时间才给宝宝喂奶，而有的妈妈在宝宝熟睡时还会将宝宝叫醒喝奶，只因到了固定的喂养时间。

有些妈妈对此却有不同看法，认为"如果宝宝可能有饥饿的需求却置之不理的话，一方面真的会饿着宝宝不利于其身体生长发育；另一方面也会让宝宝从小就感受到被忽略的感觉，不利于身心的健康成长"。

一、喂养的方式

临床通常的喂养节奏可包括按需喂养、按需定量喂养、定时喂养、半按需喂养。目前的研究认为，和传统的按时／按量喂养不同，按需喂养能促进婴儿自我调节系统，更好地保障喂养时的安全性、促进早产儿喂养技能提高，缩短达到全经口喂养时间，缩短住院时间，促进早产儿自然睡眠／觉醒模式，改善体重增长，但目前尚缺乏集中喂养方法的优缺点评估证据来指导实践。

什么是按需喂养

非限时、不限量，完全根据婴儿的饥饿征兆及饱腹征兆来喂养，也称婴儿主导的喂养。

什么是按需定量喂养

根据婴儿饥饿征兆进行喂养,完成规定奶量即结束喂养。

什么是定时喂养

根据规定时间而非婴儿状况进行喂养，若婴儿入睡则唤醒婴儿进行喂养。

什么是半按需喂养

由照护者而非婴儿决定喂养时机，定时评估婴儿饥饿征兆：如婴儿入睡，则30分钟后再次评估；若婴儿仍处于睡眠状态，则进行管饲；如婴儿有饥饿征兆，则予以喂养，完成规定奶量即结束喂养。

目前国内外多数的新生儿重症监护病房常规采用的喂养方案仍然是定时定量喂养方法，即根据婴儿的胎龄、体重等标准制订喂养方案。但这种方式忽视了婴儿发育的个体化差异，实际喂养效果不够理想。因此，许多临床团队提出应根据婴儿表现的按需喂养，也称婴儿主导的喂养方法或半按需喂养。

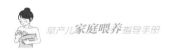

二、按需和半按需喂养家庭操作的重点

按需喂养方法

需要在临床操作中关注寻乳、吸吮、觉醒状态等哺喂准备暗示，同时也需要密切关注婴儿表现出的压力暗示，以保证经口喂养过程的有效性和安全性。

半按需哺乳

在早产儿表现饥饿暗示时让婴儿含接吸吮，也会在设定喂养时间时即使婴儿没有饥饿暗示也进行哺乳或补授。

婴儿的健康状况和经口喂养经验是影响经口喂养进程的两大因素。因此，喂养者应当根据早产儿的饥饿暗示开始喂养，并在发现婴儿表现出压力暗示时停止喂养，通过这种按需喂养的方式，能促进婴儿喂养技能的提高，改善喂养的安全性和有效性。

三、读懂早产宝宝喂养相关的行为暗示

正常足月儿多数能够展现明显的行为提示饥饿，但小于33周的早产儿通常不会有太明显的行为或状态改变，需要护理人员或照护者仔细密切观察。但可能观察到打嗝、轻微哭闹、觉醒、吸吮、积极活动、更换尿片或体位后活动增加等，通常认为强而有力吸吮、觅食反射或哭闹是最重要的喂养准备信号，提示照护人员应当及时响应。

如果宝宝处于饥饿状态，他们会表现出——

扭头寻找乳头、伸手到口、吸手指、吸吮奶嘴／乳头、做出吸吮动作、吸吮舌头、咀嚼、哭泣、烦躁难以安抚、清醒。

如果宝宝吃饱了，他们会表现出——

瞌睡、停止吸吮、扭头、面部放松无表情、手臂松垂、手推拒、身体扭开。

如果宝宝处于压力状态，他们会表现出——

疲劳、呛奶、咳嗽、呼吸暂停、呼吸急促、气喘、口鼻发绀、作呕、肤色改变、震颤、惊跳、抽搐、全身紧绷。

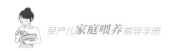

按需喂养的宝宝更聪明吗

近期英国一个有关喂奶与智商的研究发现，在宝宝肚子饿的时候喂奶，他们长大后的智商及成绩高过定时喂奶的婴儿。该结果指出，由宝宝做主的"按需喂养"方式更加科学。

研究表明，乳汁的分泌是通过婴儿的吸吮刺激而诱发建立泌乳反射和排乳反射，以及母体体内脑下垂体分泌的泌乳素和催乳素共同作用的结果，而且吸吮刺激越频繁、吸吮力越强，泌乳量越多。乳汁是根据婴儿的需要分泌的，而这个需要就表现在吸吮的频率上。新生儿频繁吸吮，是在刺激妈妈乳汁的分泌量，以满足自己快速生长的需要。当妈妈的奶量达到一定规模后，喂养时间也会形成一定的规律，而这一规律是每对母子特有的，并非所有宝宝都一样。

所以，完全根据婴儿生理需要想吃就喂，母亲感到奶胀就给婴儿哺乳，这样有利于母亲早下奶和乳汁源源不断地分泌，充分满足宝宝的营养需要，让他们更多地吸收母乳中促进儿童大脑发育的活性物质，如牛磺酸等，这不仅能增加脑细胞的数量，促进神经细胞的分化与成熟，还有助于神经节点的形成，有助宝宝的智力发展。

四、喂奶时间长短引起妈妈的焦虑

宝宝个性的不同，吃奶表现差别巨大。刚出生的宝宝大致分为两类："大快朵颐宝宝"和"马拉松宝宝"。前一种会让妈妈感到很自豪，后一种宝宝吃奶时经常睡着，每次吃很久，吃奶间隔也很短，经常让妈妈很担忧，但他们只是性格不同而已，都是非常正常的宝宝。

人类的自然离乳期大概是在 2 ~ 4 岁，弗洛伊德提出的口欲期，也基本与这个时期对应。期间宝宝都喜欢用自己的嘴巴来认识自己的身体和外界事物，吸吮东西也很容易安抚自己，当然，妈妈的乳房是最好的安慰。

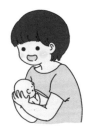
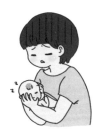

早产宝宝总是呛奶怎么办

宝宝太小，吸吮的时候奶水流得太快，宝宝根本来不及下咽，很容易就被奶水呛到，最怕的是奶水由食道反流到咽喉部，在吸气的瞬间误入气管，宝宝若不能把呛入呼吸道的奶咳出，容易发生窒息。同时婴儿的大脑细胞对氧气十分敏感，若停止供氧 5 分钟即可死亡，非常危险。

一、如何避免宝宝呛奶

宝宝喝奶时若姿势不佳，会使得奶水直接进入呼吸道。婴儿的胃容量太小，食管、贲门括约肌不成熟，无法紧闭，可导致奶水逆流回食管（吐、溢奶），如果这时宝宝正在吸气，就会造成呛奶。奶嘴孔洞太大或者妈妈的母乳充足，宝宝来不及吞咽，多余的奶水便会进入气管。宝宝太饿了，吃奶的时候过于着急，也会引起呛奶的发生。

找到合适的吃奶体位

大多数新手妈妈会采取错误的喂奶体位：奶瓶喂养时喜欢让宝宝仰卧喝奶。这需立即改正。应把宝宝抱在怀里，头高脚低侧卧喂奶为好。母乳喂养时，妈妈脚踩在小凳上，抱好宝宝，另一只手以拇指和示指轻轻夹着乳头喂哺，以防乳头堵住宝宝鼻孔或因奶汁流得太快引起婴儿呛咳、吐奶。

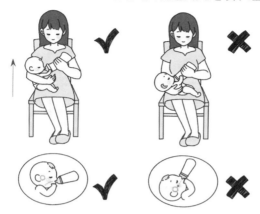

阻止奶水流得太快

　　妈妈可以边喂边用手指掐住乳晕上方，从而使奶水缓缓下流，或提前挤出一部分乳汁。不要不舍得挤掉奶水，如果奶水够多的话，宝宝根本喝不完。在宝宝每次喝奶之前都挤掉一部分，也是防止呛奶的好办法。奶瓶喂养的话选择大小适合的奶孔。如果宝宝被呛到了，妈妈应立即暂停喂奶,然后轻轻拍打宝宝背部,防止宝宝被呛而引起窒息。

呛奶后要观察处理

　　如果呛奶程度较轻（宝宝有咳嗽，但是没有面色发绀的表现），可将宝宝的脸侧向一边，用空掌心拍宝宝的后背。如果宝宝呛奶的程度较重（有面色发绀的表现），应让其俯卧在大人腿上，上身前倾 45° ~ 60°，并用力拍打背部 4 ~ 5次，这样有利于气管内的奶引流出来。应观察宝宝呼吸有

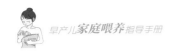

无任何异常（如声音变调微弱、呼吸困难、严重吸气性凹陷等），如有需要立即送医院。如果宝宝哭声洪亮、中气十足、脸色红润，则表示无大碍。

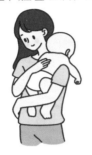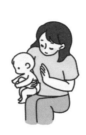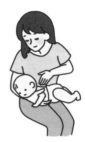

二、宝宝经常呛奶会是由其他疾病引起的吗

人体内的维生素 A 缺乏

人体缺乏维生素 A 可以使气管、支气管上皮细胞增生，角质过度，从而影响这些器官的屏障作用，容易产生呼吸道感染，更易导致吃奶呛咳。专家们指出，经常性的呛咳可以引起婴儿营养不良，机体抵抗力减弱，常使呼吸道感染迁延难愈，这些因素又可使维生素 A 的摄入减少，形成恶性循环。

先天性喉软骨发育不良、腭裂、喉裂、声带麻痹、颅脑疾病等特殊情况

吞咽时声门不能很好关闭，少量食物进入气管造成一定程度的梗阻，呼吸道为排除食物的梗阻，对于吃奶的婴儿就表现为呛奶。

支气管肺炎患儿的常见症状

实际上呛奶是自我保护的一种表现，但呛奶并不能保证将进入呼吸道的食物全部排出，残留奶汁又可刺激呼吸道造成呼吸系统感染的加剧。呛奶与支气管肺炎互为因果。

三、喂养途径

喂奶途径一般包括经口喂养和管饲喂养。

- 经口喂养：适用于胎龄32~34周以上，吸吮-吞咽-呼吸功能协调的新生儿。
- 管饲喂养：适用于胎龄<32~34周早产儿；吸吮和吞咽功能不全、不能经口喂养者；因疾病本身或治疗的因素不能经口喂养者；作为经口喂养不足的补充。

管饲途径：口/鼻胃管喂养是管饲营养的首选方法。

鼻饲喂养就是直接把奶注入胃里面吗

鼻饲通过鼻腔留置的导管送到患儿胃中，通过胃管往患儿胃中注入食物，通常用于昏迷或者不能自己进食的患儿。方法包括重力滴注法、间歇输注法、持续输注法。

重力滴注法——适合于较成熟、胃肠道耐受性好、经口/鼻胃管喂养者，但不宜用于胃食管反流和胃排空延迟等患儿。需注意滴入速度。

间歇输注法——适用于胃食管反流、胃排空延迟等患儿。每次输注时间应持续30分钟~2小时（用输注泵），根

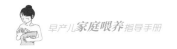

据肠道耐受情况间歇 1 ~ 4 小时输注。

持续输注法——只用于上述两种管饲方法不能耐受者。连续 20 ~ 24 小时用输液泵输注，输液泵中奶液每 2 小时进行更换。

鼻饲喂养对宝宝的不利影响。缓慢管饲喂养和持续滴注喂养时容易出现营养成分丢失的问题，如脂肪会黏附在输注管道内壁从而导致脂肪的丢失。有研究发现持续滴注喂养时脂肪丢失 40%、钙丢失 33%、磷丢失 20%。依靠重力滴注奶液时脂肪、钙、磷分别丢失 6%、9% 和 7%，输注泵输注奶液超过 30 分钟营养素的丢失量介于上述两者之间。

四、胃潴留的处理

胃潴留或称胃排空延迟是指胃内容物积贮而未及时排空。对胃潴留的评估包括量与内容物。胃内容物的容量与体重有关。处理：喂奶后把新生儿置俯卧位 30 分钟有助于缓解胃潴留，但是有研究指出俯卧位不能用于足月儿或无人照护下的早产儿，因为会增加婴儿猝死综合征的风险。

五、胃食管反流的处理

体位

适当的体位可减少胃内容物反流，喂奶后将宝宝置于左侧卧位，30 分钟后改头部抬高 30° 的仰卧位。

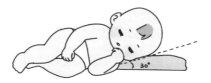

药物

由于药物作用效果尚不明确，而且存在可能的不良反应，因此不建议使用多潘力酮、H_2受体阻滞剂、质子泵抑制剂、增稠剂作为胃食管反流的治疗药物。具体治疗方法应咨询医生。

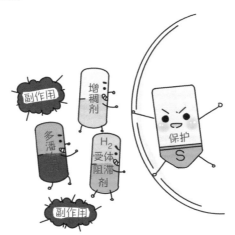

喂奶时间与途径

疑似胃食管反流患儿如体位管理无改善，可以尝试将每次喂奶时间延长至 30～90 分钟，症状改善后尽快缩短

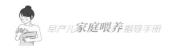
喂奶时间。胃食管反流的最后手段是持续喂奶或过幽门喂养，应尽量避免采取这些手段。

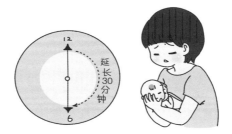

早产儿父母如何增强喂养的信心

母乳是宝宝最好的食物，这个道理大家都懂，而且到处都有这类的宣传告示，但是最后坚持用母乳喂养宝宝的人好像并不多，问起来，要么说奶水不够宝宝吃，要么说没有奶水，要么根本觉得家里不差钱，喂奶粉给宝宝会更好。怎样坚持母乳喂养很重要。

一、让父母认识到母乳的重要性

首先需改变观念。母乳是宝宝食物的第一选择，除非有特殊原因，比如妈妈有传染性疾病之类的，否则一定要坚持母乳喂养啊！早产儿父母更应认识到母乳喂养的重要性并积极吸乳。宝宝频繁吸吮，母乳会越来越多，早产母亲不能亲喂时用吸奶器泵出，频繁泵奶也会越来越多。

亲母母乳能增加宝宝的抵抗力

初乳是母乳中的精华，还能节省很大一笔奶粉钱。宝宝在吃奶的时候，妈妈也能感觉到放松，对宝宝更有亲密感。宝宝会感受到更多的来自妈妈的爱和温暖。妈妈也经常因为各种原因不能坚持泵乳，这里对所有的妈妈说：一定一定要坚持。

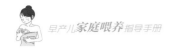

母乳能减少早产儿的多种并发症

母乳喂养对于早产儿来说，不仅仅是食物，还是一种没有副作用的药物，它可以减少包括早产儿视网膜病、感染和坏死性小肠结肠炎等多种并发症。母乳喂养对早产儿远期神经发育也有积极的影响。随着研究的深入，临床上越来越认识到亲母母乳和新鲜母乳喂养会使母乳喂养的益处最大化。

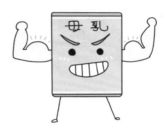

二、提高妈妈的泌乳量

有研究表明，产后 4 天的泌乳量和吸乳频率与产后 6 周奶量直接相关。所以，要求早产儿妈妈每天至少吸乳 8 ~ 10 次，最高可达 12 次，每次至少 15 ~ 20 分钟，并强调了夜间吸乳的重要性。但是调研和临床质量改进发现，在分娩后最初的 1 ~ 2 周内，早产儿妈妈每天吸乳的平均次数不到 6 次，每次吸乳的平均时长约 10 分钟，这是导致早产儿母乳喂养失败的最大原因，而且很容易被家庭和医务人员忽视。

早产儿妈妈泌乳影响因素的研究结果显示，是否双侧吸乳、吸乳次数和是否记录吸乳日志是三大显著影响因素。

尽早吸乳

大多数妈妈最初只能吸出几滴初乳，初乳可以看成"药物"——宝宝只需要少量初乳来涂抹口腔。即使一开始只能吸出少量乳汁，也要尽快吸乳，多数早产妈妈在产后 3 ~ 4 天的吸乳量较低，及早、频繁吸乳能刺激乳腺以达到足量泌乳，即使最初几次吸乳时只能吸出几滴。

吸乳的频次与目标量

产后争取 1 小时内开始及早吸乳，使用双侧的医院级电动吸乳器，每天 8 ~ 12 次吸乳，平均每 3 小时 1 次，对早产儿妈妈来说，吸出的母乳可以在 4℃冷藏 24 小时，吸乳目标是到产后 2 周泌乳量达到 500 ~ 1000 ml。一项新研究发现，极低出生体重儿的母亲在产后 1 小时内吸乳与 1 ~ 6 小时开始吸乳比较，产后最初 7 天、产后 3 周时的泌乳量显著增加。

吸乳器的选择

研究证实，双侧吸乳可以增加 18% 奶量，增加乳汁脂肪含量，能更好地满足早产儿的需要。保证频繁地吸乳，使用吸乳日志记录相关数据，有助于帮助母亲坚持吸乳，医护人员也可以通过相关数据评估泌乳情况。早产儿妈妈的泌乳量应参考正常母亲泌乳启动阶段的泌乳目标，而不能根据当时患儿的喂养量。

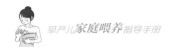

吸乳日志的记录

母亲需按照吸乳日志按时记录每次吸乳的情况，特别是在分娩后的前 2 周，每次吸乳后都要记录吸乳的时间、乳汁量、持续时间等信息，在每栏下方汇总每天吸乳的总量，定期反馈到病房。吸乳日志可以帮助早产儿母亲和医护人员及时发现吸乳的问题，让母亲直观地看到她为婴儿付出的努力，积极地促进了乳汁的分泌，同时也缓解了家庭因为早产所产生的内疚情绪。每一个为早产宝宝而勤奋泌乳的妈妈都是值得被人尊敬的。

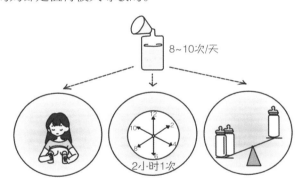

三、妈妈的心情与奶量

分娩后的妈妈，在生理因素及环境因素的作用下，情绪波动较大，常常会出现情绪低迷的状态，这会制约母乳分泌。医学实验表明，乳母在情绪低落的情况下，或为了恢复身材而急于减肥时乳汁分泌会急剧减少，很难保证乳汁的供应。所以，建议哺乳妈妈最好等哺乳期结束以后，再控制饮食减肥。其实喂奶已经消耗了很多热量，只要妈妈们饮食不过量，再配合着做一些产后运动，就能避免脂肪的囤积。

四、爸爸的作用

在现实生活中，母乳喂养是妈妈一个人的事吗？母乳喂养是否成功，爸爸的参与至关重要。爸爸能给妈妈第一个也是最重要的精神支持就是，坚定妈妈进行母乳喂养的信心。许多爸爸可能认为，喂养宝宝这件事妈妈可以简单地完成。但是事实并不是这样的，妈妈们会遇到困难，需要帮助，而且体内激素变化和严重缺少睡眠也时常让妈妈感到沮丧。这时候如果爸爸能温柔地鼓励妈妈，让她相信自己完全有能力给宝宝提供最健康的母乳，那么就是对妈妈最大的帮助。

所以，勤劳、温柔、细心的爸爸们，千万不要忽视自己在母乳喂养过程中不可替代的作用。有了爸爸的支持和积极参与，妈妈和早产宝宝才会更健康、更幸福。

另外，家庭中的其他成员，例如爷爷奶奶、外公外婆也应该鼓励妈妈母乳喂养，共同坚信母乳无可替代的作用。

喂养中可能会出现的异常状况和应对方法

对早产宝宝来说，当他／她的吸吮、吞咽和呼吸三者之间发育协调时，就可以自己吃奶了。但由于早产宝宝胃容量小，每次吃奶量不像足月宝宝一样多，所以他／她吃奶很容易累，时常吃吃停停，休息一会儿再吃，这是很正常的现象。也有的早产宝宝脾气急，吃奶很快，常会憋得喘不过气来。这时要让他／她休息一会儿，喘几口气后再接着吃。

一、为什么早产宝宝不会自己吃奶

早产儿的大脑发育不成熟，各种神经反射未完善，这在经口喂养方面表现得尤为突出。哺乳或奶瓶喂养的过程涉及神经、运动和自主等多系统的整合、成熟与协调，是一个高度复杂的活动。

原因1　不成熟的舌运动

最新的哺乳超声影像学研究表明，吸吮吞咽动作包含复杂的舌运动，其中舌上下运动导致口腔负压变化，是婴儿哺乳时吸吮的关键机制。同时，婴儿吞咽时，颊、软腭、咽、喉协同作用，封闭气道，使乳汁顺利进入食管。因此，吸吮－吞咽－呼吸的协调改变与大脑发育密切相关。而早产儿的舌运动呈现多种不成熟模式，如不连续蠕动、随意的非蠕动性运动、扭曲或震颤，易导致吸吮吞咽功能障碍。

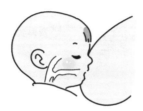

原因2　不成熟的脑神经与膜内神经

与吸吮相关的脑神经和膜内神经髓鞘化，发生在妊娠期的 34 ~ 36 周，因此认为到 34 ~ 36 周，婴儿能协调安全地进行吸吮－吞咽－呼吸。同时，经口喂养是一种习得行为，可随婴儿发育和练习而逐渐成熟，吸吮脉冲将逐渐延长，婴儿能摄入更多乳汁，吸吮效率提高。

早产宝宝何时可以向经口喂养过渡

　　主要由早产儿的生理状态和发育成熟度决定，与矫正胎龄、日龄或体重没有直接联系。在喂养过程中，应当注重患儿的积极参与，在整个喂养过程中，婴儿应生命体征稳定、状态协调。家长应当重视喂养质量，而不应该只关注喂养数量。

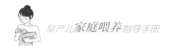
二、早产宝宝经口喂养时的首要任务

对早产儿来说，经口喂养是一种强烈的应激源，易导致生理功能失调，而保持生理稳定是最重要的。喂养过程中家长需观察评估婴儿自主系统相关表现，如发生呼吸急促、皮肤苍白、皮肤花纹发绀、呼吸暂停、心动过缓、血氧饱和度下降等情况。家长及早发现生理稳定性下降可以预防呼吸困难等状况的发生。

窒息的初步处理

如发生严重窒息情况，在医院时家长需及时呼叫医护人员，在家中发生时，家长应立即让宝宝侧过身卧在家长的腿上，头的位置低于身体的位置，用手掌根拍打其后背数次，让呛入的奶汁咳出来，如有需要则给予婴儿心肺复苏等基础生命支持，同时立即拨打 120 救护车。

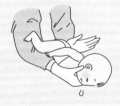

三、如何改善喂养的耐受性

口腔运动干预

这能改善早产儿的喂养表现，加快喂养发展进程，帮助早产儿由管饲向经口喂养过渡。口腔运动干预主要包括非营养性吸吮和／或口腔刺激。非营养性吸吮是指让婴儿吸吮安抚奶嘴、洗干净的手指或吸空乳汁的乳房，促进婴儿的吸吮吞咽反射，推动从管饲向直接喂养的过渡。口腔刺激是在经口喂养前或过程中，在早产儿口周、口腔内刺激的措施，比如15分钟口周刺激，通过对上唇、脸颊、牙龈和颊内侧、舌头等的刺激，提高早产儿面颊部肌肉的运动范围和张力，改善唇闭合功能，提高舌头运动范围，改善吞咽吸吮能力。有两项随机对照研究显示，使用安抚奶嘴进行非营养性吸吮配合口腔刺激，能够促进早产儿尽快向直接哺乳过渡。

间歇喂养

指根据早产儿的行为暗示，每3～5次吸吮后拔出奶瓶暂停喂养，帮助早产儿协调呼吸、待休息数秒后继续进食，可减少喂养过程中的心动过缓或血氧饱和度下降的发生率。通常认为，使用奶瓶，特别是快流速的奶瓶可能影响患儿正常呼吸的节律、吞咽的安全性，增加了呼吸暂停、心动过缓或其他经口喂养的负面体验，但早产儿面临母婴分离和母乳强化需要，实际喂养中几乎难以避免奶瓶的使用。越来越多的证据表明，早产儿在低流速时能更有效地吸吮，限速奶嘴能改善早产儿经口喂养、增加母乳摄入量、缩短吸吮时间、提高喂养耐受性。研究也显示，由婴儿吸吮控制乳汁流出的喂养方式能更好地促进婴儿进行吸吮－吞咽－呼吸，带来更多益处。

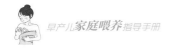

母亲的气味

婴儿天生对亲母母乳的气味有偏好，即使早产儿处于长期母婴分离的状态，仍能区分母亲与他人母乳的气味差异。有对照研究显示，对管饲期的早产儿（矫正胎龄29 ～ 34 周）使用浸过母乳的乳垫，使早产儿接触母乳气味，与使用蘸水的乳垫对照，亲母母乳的气味能促进早产儿的吸吮成熟，提高哺乳摄入量，帮助早产儿从管饲向直接哺乳过渡。

有些早产宝宝出院时是带着氧气回家的，如有需要，家里应备有监护设备，根据早产宝宝情况逐渐减少氧气的使用，吃奶时如需要可用些氧气，安静且氧合好的情况下可以不用。门诊随访时，家长可请医生评估是否可以停氧。如果婴儿回家后吃奶不好、容易吐奶、呛奶、吃奶时反复青紫、反应萎靡、体重不增，应及时回医院复查。

初生宝宝Q&A之如何应对宝宝肚子胀

新生儿肚子大怎么回事？很多时候我们会看到，刚出生不久宝宝的肚皮看起来胀胀的，这到底是怎么回事？

由于宝宝的腹壁肌肉尚未发育成熟——却要容纳和成人同样多的内脏器官，所以会看起来鼓鼓、胀胀的。特别是宝宝被抱着的时候，腹部会显得突突下垂。此外，宝宝身体前后是呈圆形的，不像大人那样略呈扁平状，这也是肚子看起来胀的原因之一。

由生理特点造成的——由于婴儿腹肌发育尚不完善，腹壁比较松弛，腹部常受胃肠内容物的影响而变形。吃饱后，腹部比较膨隆；饿了或刚排过大便，腹部略显平坦。

新生儿以腹式呼吸为主，消化道产气较多——肠管平滑肌及腹壁横纹肌发育薄弱。所以正常的新生儿有生理性腹部膨隆，呈轻微的"蛙状腹"。

宝宝比大人更容易胀气——宝宝进食、吸吮太急促，会使腹中吸入空气；奶瓶的奶嘴孔大小不适当，空气也会通过奶嘴的缝隙进入宝宝体内；此外，宝宝过度哭闹吸入了空气；进食奶水或其他食物，在消化道内通过肠内菌和其他消化酶作用而发酵，产生大量的气体都会促使腹胀。

消化不良及便秘使肠道因粪便堆积——促使产气的坏菌增生，或牛奶蛋白质过敏、乳糖不耐受、肠炎等引起消化、

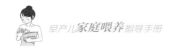

吸收不良，易产生大量的气体。

腹腔内器官肿大或长了肿瘤——如肝脾肿大、肝硬化等，腹腔内的器官和组织都有可能长肿瘤，而肿瘤越长越大就会引起腹胀。

宝宝下肠道阻塞以腹胀为主——婴幼儿的肠阻塞，严重的完全阻塞，多在出生后不久就会因症状明显而被发现。但如果只是不完全的阻塞，也有可能拖很久后仍被遗漏。如先天性巨肠症，是因为胚胎发育期肠道神经节由上往下发育不完全而停止，造成大肠末端无法放松，使得上方正常的大肠胀得很大。症状除了宝宝有显著的腹胀外，通常也会有胎便延迟解出或便秘的现象。

一般情况下，只要宝宝吃奶好，生长发育正常，肚子大点，家长也不必过虑。随着婴儿年龄的增长，腹肌不断发育,婴儿的肚子会逐渐变平坦的。首先应观察宝宝的吃奶、睡觉、大小便、精神状态、生长发育等一般情况是否正常，如果不正常，那么提示宝宝可能处于疾病状态，应到医院进行详细检查。其次，要注意宝宝是否有发热、咳嗽、腹泻等症状，因为不管是消化道感染还是呼吸道感染，都可以引起宝宝的肚子比平时大。另外,佝偻病可引起肋骨外翻，腹壁肌肉松弛，腹内脏器突出，造成肚子大，建议到医院进行详细检查，以便排除病理性疾病所致。

宝宝肚子胀，应如何处理

● 不要让宝宝饿得太久后才喂奶。宝宝饿的时间太长，吸吮时就会过于急促而吞入大量的空气。所以要按时给宝宝喂奶，并且在喂奶之后，轻轻拍打宝宝背部来促进打嗝，使肠胃的气体由食管排出。

- 当宝宝哭的时候很容易胀气，遇到这种情况，爸妈应该多给予安慰，或是拥抱他/她，通过调整他/她的情绪来避免胀气的加重程度。可以给宝宝"飞机抱"（趴在大人手臂上，两手环抱保证宝宝安全）。

- 多给宝宝的腹部进行按摩，可顺时针按摩5分钟。或腹部使用祛风油、用温毛巾敷盖也有帮助，这些有助于肠胃蠕动和气体排出，以改善消化吸收功能。

- 如果母乳中含的糖分过多，糖分在宝宝的肚子里过度发酵，也容易使宝宝出现肠胀气，这时妈妈就应该注意限制自己的摄糖量了。此外，如果怀疑自己的进食可能引起宝宝腹胀，那么，母乳喂养的妈妈就应该将那些有嫌疑的食物，如豆类、玉米、红薯、花菜以及辛辣食物从饮食中剔除掉。

- 宝宝若出现腹胀合并呕吐、食欲不振、体重减轻、肛门排便排气不畅，甚至有发热、解血便的情形，或肚子有压痛感，或合并呼吸急促，或在腹部能摸到类似肿块的东西，应特别注意并尽快带宝宝就医检查治疗。

第5章

特殊早产宝宝的喂养

在早产宝宝中，有少数是身患重症或残疾的，家庭养育技术难度高，也更加困难，父母需要付出更多的爱心和耐心，在本书最后章节，我们将分别介绍一些重症早产儿的喂养方式，帮助父母以科学方式养育这些宝宝。

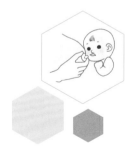

唇腭裂宝宝的喂养方法和注意要点

如果宝宝有唇裂或腭裂，那么正确的喂养方式能有效地降低宝宝发生呛咳、上呼吸道感染及吸入性肺炎的发生率；同时，也能更好地满足患儿的营养需要。

一、关于唇腭裂、唇裂与腭裂

这是颌面部常见的先天性畸形，常见于染色体异常者，同时伴有其他先天畸形，发生率约为 1/1000。唇裂以男宝宝多见，腭裂则以女宝宝多见。

唇裂分为单侧、双侧和正中裂三型。根据唇裂的程度分为三度：Ⅰ度唇裂仅限于唇红部；Ⅱ度超过唇红部，但未到鼻孔；Ⅲ度整个上唇裂开，并通向鼻孔。单纯唇裂除造成面部畸形外，对吸吮和发音功能影响较小。

腭裂按程度也分为三度：Ⅰ度腭裂为软腭及悬雍垂裂；Ⅱ度为软腭和部分硬腭裂开；Ⅲ度自软腭、悬雍垂至牙槽突整个裂开，常同时伴有唇裂。腭裂时由于鼻腔与口腔相通，吸吮时不能在口腔内形成负压，致使患儿吸吮困难，吞咽乳汁时易从鼻腔溢出，发生呛奶。

唇裂与腭裂均需手术治疗，但在新生儿时期不需立即行手术修补，需迅速解决的问题是喂养。唇裂手术时间，

单侧在出生后 2 ~ 3 个月时为宜；双侧唇裂修补操作较为
复杂，创伤也较大，可延迟到 6 个月再做手术。如果唇裂
还伴有腭裂，先修复唇裂，再修复腭裂。

二、唇腭裂宝宝也可以直接吸吮妈妈的乳房

如果宝宝是单纯 Ⅰ 度唇裂或 Ⅱ 度唇裂不伴有腭裂是可
以母乳亲喂的。但是，妈妈需注意以下注意事项。喂奶前，
应将宝宝的头、肩枕于妈妈喂养乳房一侧的肘弯部，令婴
儿口含住乳头及大部分乳晕，妈妈用手指压住唇裂处，维
持宝宝口腔吸吮动力。妈妈的大拇指放在乳房上方，其余
四指放在乳房下方托起乳房，便于宝宝吸吮，同时充分挤
压乳窦，利于乳汁排出。为了防止宝宝因奶流过急而呛奶，
妈妈可采取示指、中指"剪刀式"手势轻夹乳晕两旁，帮
助宝宝含住乳晕，将乳头含在口中。整个喂奶过程中，应
保持宝宝头高身低位，注意观察宝宝的面色及吞咽情况。
哺乳后需将宝宝轻轻抱起，轻拍背部，使其将咽下的空气
排出，保持右侧卧位，将宝宝上半身抬高，以防溢奶吸入
气道而发生意外。

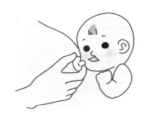
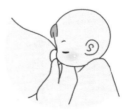

唇腭裂宝宝母乳喂养姿势

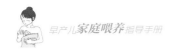

三、人工喂养唇腭裂宝宝需要用到的工具

如果宝宝是Ⅲ度唇裂，则建议使用小汤匙或滴管喂养。但是妈妈仍应坚持把母乳泵出，给予宝宝母乳喂养。妈妈可将宝宝抱在腿上或坐在婴儿椅中，宜选用平底塑料材质的小汤匙而不是金属材质的小汤匙，因为金属材质的小汤匙太硬，容易伤害宝宝。

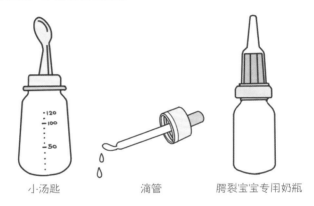

小汤匙　　　　滴管　　　　腭裂宝宝专用奶瓶

如果宝宝有唇裂伴腭裂的情况，则建议用小汤匙或腭裂宝宝专用奶瓶喂养。妈妈可试着将匙子放在患儿嘴上停留一定时间，以鼓励患儿用唇部移动匙中食物，这也有利于锻炼唇裂修复术后宝宝的唇运动功能。

如果是奶瓶喂养，对于腭裂宝宝一定要选择腭裂宝宝专用喂养奶瓶，并选用十字开口、较软的奶嘴，十字形的开口在受到压迫时才会打开，宝宝不易被呛到。妈妈可将宝宝竖直放在自己的腿上进行喂养，这种姿势可以防止乳汁从患儿鼻腔里倒流，喂的过程中应时常拍拍宝宝的背部，使其把胃中过多空气通过打嗝排出，喂养的时间一般限制在30分钟之内，以避免宝宝产生疲劳。

四、唇腭裂宝宝喂养时需要注意的事项

对于有腭裂的宝宝，咳嗽和食物从鼻中排出是在早期喂养中时有发生的现象。出现此种现象妈妈应立即暂停喂奶，立即将宝宝抱起，轻拍宝宝背部，然后擦净宝宝鼻孔，用手指或棉签取出卡在腭裂部位的奶瓣或食物。妈妈需要观察宝宝的面色、是否有呛咳情况。如果宝宝面色红、呛咳停止则可以继续喂奶。如果宝宝仍在呛咳或哭闹，妈妈应继续轻拍宝宝背部安抚宝宝，待宝宝安静后再喂奶。

如果此现象发生频繁，应调整宝宝体位将其竖立；唇腭裂宝宝由于裂孔部位黏膜较敏感，应避免食用酸性或刺激性调味食品，以减少局部不适。

五、怎么判断唇腭裂宝宝的喂养量

如果宝宝喂完奶、换完尿布能安静地入睡，并且入睡时间超过2个小时以上，则说明这次宝宝的喂养量足够了。之后，妈妈可以按照这个量给予宝宝喂养。如果喂完奶，宝宝还是不愿意睡觉，或者睡觉时间，低于1小时（排除宝宝尿尿或拉大便的可能），那么提示宝宝喂养量不够，需适当增加奶量。

希望以上建议对你有帮助，祝宝宝在你们精心喂养及照护下茁壮成长。

先天性心脏病宝宝的喂养方法和注意要点

先天性心脏病简称先心病，是由于心脏、血管在胚胎发育过程中的障碍所致的心脏或胸内大血管形态、结构及功能上的异常。先天性心脏病宝宝的喂养特点不同于其他宝宝，需要父母或照顾者掌握一定的喂养技巧，才能使先天性心脏病宝宝达到良好的生长。

一、关于先天性心脏病

先天性心脏病是最常见的先天畸形，占活产新生儿的6‰～10‰。先天性心脏病的发生与遗传因素、妈妈怀孕前3个月感染风疹、妈妈怀孕期间服用过药物、孕期过度饮酒吸烟、妈妈患有糖尿病、全身性红斑狼疮或其他结缔组织病等有关。

不同类型的先天性心脏病有不同的治疗方法及手术时间。近年来，随着体外循环和外科手术技术的不断提高，越来越多患危重先天性心脏病的宝宝可以接受根治性手术。

二、先天性心脏病宝宝能否像正常宝宝一样直接吸吮妈妈的乳房

母乳是先天性心脏病宝宝最好的营养品。但是单纯的母乳喂养不能满足先天性心脏病宝宝的生长发育需求。因为母乳无法达到足够高的能量密度，所以，建议妈妈将母乳泵出来并添加母乳强化剂，以提高母乳的能量密度，而不是让宝宝直接吸吮乳房进行母乳喂养。

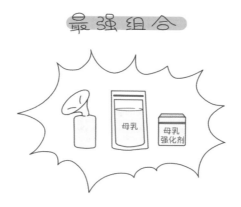

其次，新生儿复杂先天性心脏病需要控制宝宝的液体入量（喂养量）以减轻宝宝的心脏负担，因此需要妈妈把母乳泵出来放在奶瓶里喂养，可以严格掌握宝宝的喂养量。

三、先天性心脏病宝宝喂养的注意事项

由于疾病的影响，先天性心脏病患儿吸吮能力通常较

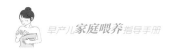

差，喂养时易发生呼吸急促、呕吐的频率较高，加大了家长喂养患儿的难度。喂养时，家长要注意姿势和奶嘴的选择，半卧位是最佳体位，有助于宝宝呼吸和吞咽的协调。

每次喂奶的时间不宜过长，一般不超过20分钟，因为时间太长宝宝会很累，能量消耗也有所增加。如果宝宝1次奶量不能完成，可以少量多餐。

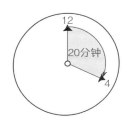

先天性心脏病宝宝在进食时易疲劳易呛咳，合适的奶嘴对宝宝很重要。妈妈可以选择质软的奶嘴，奶嘴的孔径要大小合适，孔径太大，宝宝吸吮出来的奶太多来不及吞咽容易导致呛咳，孔径太小容易使宝宝吸吮更费力，出现疲劳，而且容易吸入大量的空气而导致呕吐。喂奶后抱宝宝竖立，轻拍宝宝背部，等宝宝打嗝后再将宝宝轻轻放下。

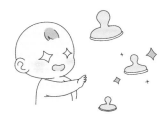

四、怎么判断先天性心脏病宝宝喂养量

如果宝宝喂完奶、换完尿布能安静地入睡，并且入睡时间一般超过 2 个小时以上，则说明这次宝宝喂养量足够了。之后，妈妈可以按照这个量给予宝宝喂养。如果喂完奶，宝宝还是不愿意睡觉，或者睡觉时间低于 1 小时（排除宝宝尿尿或拉大便的可能），那么提示宝宝喂养量不够，需适当增加奶量。你还需要观察喂奶后宝宝有无烦躁、呕吐及腹胀等表现。如果出现以上这些表现，可适当减少奶量，再观察一下宝宝的表现。如果症状加重，则需要就医检查。

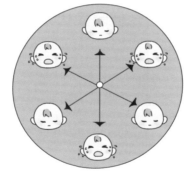

五、先天性心脏病宝宝往往会比同龄人长得 小，该怎么办

不管是母乳喂养还是配方奶喂养，保证先天性心脏病宝宝的体重、身长、头围的稳步增长是关键。母乳通过添加母乳强化剂可以提高能量，也可以适当添加配方奶进行

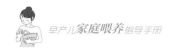
喂养。家长需观察宝宝的皮肤弹性、面色、有无眼睑水肿、贫血的表现，定期随访宝宝的营养状况，在医生指导下进行乳品的选择，确定喂养的量和时间，以便宝宝达到更好的生长。

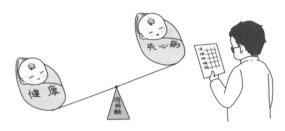

六、宝宝出现什么样的症状表示疾病加重了

如果宝宝的呼吸变得急促，看上去呼吸很累的样子；过度出汗；反应不好，一直在睡觉；连续两次奶量不能完成；脸部看上去虚胖（水肿）；过度易激惹；皮肤及口唇发绀；有发热等症状时，家长需要立即带宝宝到医院就诊。

无论有无接受手术治疗，先天性心脏病宝宝的抵抗力会比较弱，容易生病。家长应避免让宝宝与感冒、咳嗽的人接触，避免感染源，并保持家里环境的清洁舒适，保持室内空气新鲜流通，温度控制在 24 ～ 26℃。

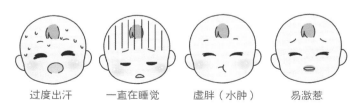

过度出汗　　　　一直在睡觉　　　　虚胖（水肿）　　　　易激惹

低血糖宝宝的喂养方法和注意要点

　　新生儿出生后会"动员"肝脏储存的葡萄糖，分解糖原和启动糖异生，来维持正常的血糖水平。但是，早产宝宝由于本身糖原和脂肪储存少、消耗增多、肠道喂养不耐受等暂时性或持续性的原因容易发生低血糖。早产是低血糖的最重要高危因素之一。此外，还包括母亲和患儿方面的诸多因素。其中，低出生体重儿（LBW）、糖尿病母亲婴儿（IDM）、小于胎龄儿或大于胎龄儿、围生期缺氧、缺血及低体温是常见的高危因素。高胰岛素血症、先天性代谢缺陷及内分泌疾病常可致持续性低血糖。所以，妈妈首先要学会识别自己的宝宝是不是发生低血糖的高危患儿。

一、如何知道宝宝发生低血糖

　　妈妈学会识别宝宝发生低血糖的症状非常重要。早产宝宝发生低血糖常常表现为反应差、少吃少哭少动、体温偏低（低于36.5℃）、面色苍白、出汗等全身症状。但是，有时候早产宝宝发生低血糖不一定会有典型的临床症状，所以家长比较难发现。如果宝宝出生存在低血糖高危因素，建议定期监测宝宝的血糖，宝宝正常的血糖值应高于2.6 mmol/L。

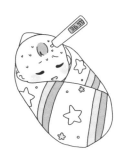

二、宝宝出现低血糖，该怎么办

如果宝宝出现了低血糖的症状或者监测到血糖低于 2.6 mmol/L，应立即给宝宝喂奶，喂奶的量取决于宝宝的需要量，宝宝吃饱后会表现出不再吸吮。喂奶后 30 分钟观察宝宝的低血糖症状有无好转，或监测宝宝的血糖是否高于 2.6 mmol/L。在喂养宝宝过程中应关注喂养的频次和量。结合对宝宝的观察，防止低血糖的发生。

三、低血糖的高危儿可以直接吸吮妈妈的乳房进行母乳喂养吗

如果宝宝是低血糖的高危儿，还是可以母乳喂养的。但是建议妈妈将母乳用吸奶器泵出来放在奶瓶里喂养宝宝，这样可以更加准确地记录宝宝的喂养量。另外，应同时添加母乳强化剂以增加蛋白质和矿物质的含量，满足早产儿的高营养需求，强化后的母乳能量更高，也比较适合易发生低血糖的宝宝。

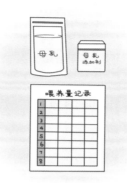

四、如何预防宝宝发生低血糖

对于容易发生低血糖的宝宝一定要按时喂养，少量多餐，一般每 2 小时喂养 1 次，具体喂养的量需根据宝宝的体重、日龄决定。如果到了喂养的时间，但是宝宝仍然在睡觉，这个时候你要唤醒宝宝给予奶瓶喂养，而不是等到宝宝醒了再喂。

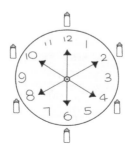

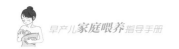

如果宝宝容易发生低血糖，建议你在家里备一台血糖仪，以便随时监测宝宝的血糖。如果宝宝的血糖低于 2.6 mmol/L，要立即给予喂养，喂养后 30 分钟再次监测宝宝的血糖，如果仍低于 2.6 mmol/L 最好立即就医。

五、除了母乳，低血糖宝宝有特殊的配方奶吗

早产儿出院后配方奶是专为早产儿设计的专用出院后配方奶，是目前推荐使用的出院后喂养的营养源，此种配方奶的蛋白质含量为 2.6 g/418.4 kJ（100 kcal），较足月儿配方奶高，同时还强化了维生素 A、维生素 D、铁、钙、磷、铜等营养素，对宝宝今后的器官发育和智力发育均属必需。而且，早产儿出院后配方奶相对于母乳、婴儿配方奶的能量更高。

对于选择足月儿配方奶的家长可在医生指导下适当加浓配方奶，以提高配方奶的热量，达到适合易发生低血糖宝宝的能量需要，预防低血糖的发生。

如果宝宝容易在喂养后出现呕吐，那么就会出现摄入不足，更容易发生低血糖。所以，在喂养后竖抱宝宝，让宝宝的头枕在你的肩膀，轻拍宝宝的背部，在宝宝打嗝后将其放下。喂奶后尽量不要搬动宝宝、给宝宝换尿片、洗澡等，这样会导致宝宝发生吐奶。

如果宝宝在喂养后出现吐奶的现象，则需要警惕宝宝发生低血糖。等吐奶缓解后，继续给予宝宝喂奶，以补足丢失的能量。

慢性肺病宝宝的喂养方法和注意要点

慢性肺病的宝宝症状好转可以出院，这对于宝宝和家长来说都是令人高兴的事，但是慢性肺病宝宝的喂养同其他疾病的宝宝在喂养方面会有所不同，以下建议，希望对你有帮助。

一、关于慢性肺病

慢性肺病（BPD）定义：早产儿在矫正胎龄 36 周时仍需依赖氧气。目前，体重低于 1250 g 的早产儿占了慢性肺病患儿的 97%。

如果早产儿宝宝出生后由于病情需要接受过机械通气及长时间吸氧，肺部发生过感染，则容易发生慢性肺病。

治疗慢性肺病的最好方法是生长，生长需要时间，宝宝的肺才能逐渐成长，肺组织变得健康。有些慢性肺病的宝宝在出院时还需要吸氧，在宝宝逐步恢复过程中，合理的喂养和细致的护理对于避免宝宝再次发生呼吸道感染很重要。

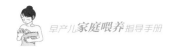

二、慢性肺病的宝宝不建议直接吸吮乳房进行母乳喂养

慢性肺病的宝宝大多是早产宝宝，且住院时间长，加上住院期间机械通气时间长，容易出现喂养困难。表现为吸吮后出现面色发绀、呼吸急促等。宝宝直接吸吮妈妈的乳房需要宝宝用很大的力量才能将母乳吸出，宝宝消耗的能量会比较多，容易疲劳。而且，如果妈妈的泌乳量较多，宝宝吸吮后来不及咽下去，会出现呛奶。因此，对于患有慢性肺病的宝宝，建议妈妈将母乳泵出来放在奶瓶里喂养。

另外，早产宝宝如果采用母乳喂养的话，为了追赶生长，需要添加母乳强化剂，所以建议将母乳泵出并添加母乳强化剂。

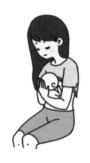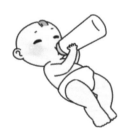

三、喂养时宝宝出现呼吸急促怎么办

在给宝宝进行奶瓶喂养时，一定要注意观察宝宝的面

色及呼吸情况。如果喂养过程中宝宝表现出呼吸急促、很累、面色或口唇的颜色发绀，你必须立即将奶瓶拔出，轻拍宝宝，让宝宝休息，等宝宝呼吸平稳、面色转红后继续喂养。

四、奶瓶喂养时经常出现呛咳怎么办

如果宝宝奶瓶喂养时经常出现呛咳，可能宝宝的奶嘴孔径过大，导致宝宝吸吮时一下子吸出来的奶太多，宝宝来不及咽下去，就容易出现呛咳。早产儿宝宝的吸吮－吞咽－呼吸功能发育不够协调，容易发生呛奶。每一位宝宝的吸吮及吞咽能力都不一样。因此，需要家长在喂养时严密观察宝宝的表现，包括宝宝的吸吮能力、吞咽及呼吸功能。

当宝宝发生呛咳时，你应立即停止喂奶，轻拍宝宝背部，待宝宝呛咳停止、呼吸平稳、安静后再继续喂奶。

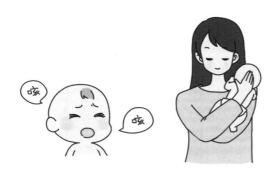

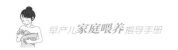

五、慢性肺病宝宝喂养注意要点

慢性肺病宝宝在喂养时家长还需要注意每一次喂养的时间。一般每次喂养的时间在 15 ~ 20 分钟，以防宝宝过于疲劳。你需要注意观察宝宝吸吮疲劳的表现：暂停吸吮、精神欠佳、面色微绀，此时应拔出奶嘴或乳头，让宝宝休息一段时间再酌情考虑是否继续喂养。

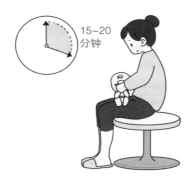

如果宝宝是带氧回家的，由于吃奶过程中的体能消耗大，宝宝本身肺部未发育成熟、肺的换气能力低下易引发缺氧症状。故而在喂奶时应实施低流量吸氧，并采取吃停相结合的方式以实现缓解缺氧症状的目的。

如果喂奶过程中，奶从宝宝口鼻喷溅出来，这个时候需要家长立即停止喂奶，把宝宝竖起在膝盖上，轻拍背部，直到宝宝大声地哭出声音。

在之后的 1 ~ 2 年内你的宝宝会长出新的肺组织，随着宝宝的生长发育，大部分慢性肺病的宝宝也会逐渐好转。

肠道术后宝宝的喂养方法和注意要点

　　肠道术后的宝宝痊愈出院，对于家长和宝宝来说都是件令人高兴的事情，但是早产宝宝经历肠道手术后的喂养需要注意的事项很多，希望以下建议对你有所帮助。

一、为什么宝宝需要肠道手术

　　早产宝宝如果患有肠闭锁、肠狭窄、坏死性小肠结肠炎等消化系统疾病，在内科治疗无效的情况下则需要进行肠道外科手术。手术后肠功能恢复需要较长时间。如果手术中由于疾病原因切除小肠较多，会出现短肠综合征，这主要是指小肠广泛切除术后的一种吸收不良的状态。

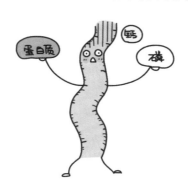

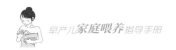

二、如何喂养肠道术后的宝宝

肠道术后宝宝可供选择的饮食首选是母乳。母乳应添加母乳强化剂以增加蛋白质和矿物质的含量从而满足早产儿的高营养需求。但是，如果在添加母乳强化剂之后，宝宝出现了不耐受的体征，比如发现宝宝有腹胀、呕吐，则应停止添加母乳强化剂。

有些宝宝吃母乳会出现不耐受，主要表现为腹泻。这一类宝宝可能对于母乳中的乳糖不耐受，妈妈可以选择早产儿配方奶与母乳混合喂养，逐渐过渡到母乳喂养。

肠道术后宝宝的第二个饮食选择是配方奶。标准早产儿配方奶的蛋白质和能量比为 3 g/418.4 kJ（100 kcal），刚好能满足早产儿能量的需求。为实现追赶性体重增长，妈妈应优先选择蛋白质含量更高（3.3 ~ 3.6）g/418.4 kJ（100 kcal）的配方奶。

三、如果宝宝有短肠综合征，会出现什么样的表现,该如何喂养

如果肠道术后的宝宝存在短肠综合征或严重肠黏膜损伤（新生儿坏死性小肠结肠炎），会导致明显吸收障碍，出现喂养后大便次数增多、腹泻、排出酸性水样便，这主要是由于肠道吸收面积减少所致。

对于短肠综合征的宝宝，建议少量多餐的喂养，避免一次喂养的量过多导致宝宝肠道负担加重，吸收不良。

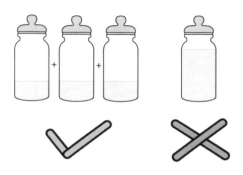

四、肠道术后的宝宝是否可以直接吸吮妈妈的乳房

有短肠综合征或是因为坏死性小肠结肠炎进行肠道手术的早产儿宝宝，建议使用奶瓶喂养。这样方便妈妈掌握宝宝每次喂养的量，以达到体重增长的需要，并且不增加肠道的负担。建议妈妈把母乳泵出来放在奶瓶里喂养。

五、对于肠道术后的宝宝，日常护理需要观察什么

妈妈需要观察宝宝的腹部情况。如果宝宝在喂养后出现腹部膨隆，但是腹软，这是正常现象。肠道术后的宝宝应尤其注意观察宝宝的排便情况以及大便的色、质、量。配方奶喂养的宝宝，宝宝大便的次数最好保证为每天 1 ~ 2 次，母乳喂养的宝宝大便次数会较配方奶喂养的宝宝多。如果宝宝没有大便排出，你可顺时针轻轻按摩宝宝的腹部，以促进宝宝肠蠕动，帮助其排便或者采用通便剂促排便，

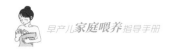
但应咨询医生根据宝宝的手术后情况酌情选择促使排便的方法。正常喂养的宝宝大便色黄、成形或糊状。

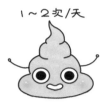

六、肠道术后的宝宝腹泻该如何处理

肠道术后的宝宝由于肠功能没有完全恢复，对母乳或配方奶不耐受，容易产生腹泻。腹泻一般大便次数大于每天5次，且性状为不成形的水样便。所以，妈妈帮宝宝换尿布时需观察大便的色、质、量及气味。

腹泻分为感染性腹泻和非感染性腹泻。感染性腹泻是宝宝感染细菌或病毒所致。感染性腹泻往往一天大便数次至10次左右，可伴有低热、吃奶差、呕吐、精神萎靡等症状，需立即就医治疗。

肠道术后的宝宝发生非感染性腹泻的情况较常见。母乳仍然是最好的选择。奶粉喂养时，若因奶粉的渗透压过高导致腹泻，应及时调整适合的奶粉。严重腹泻导致宝宝体重增长缓慢或营养不良应及时就医，在医生指导下选择适合宝宝的乳品。

七、肠道术后的宝宝在喂养后经常吐奶怎么办

肠道术后的宝宝可能会出现喂养不耐受，表现为呕吐、腹胀、胃潴留。你在给宝宝喂奶后，可在宝宝的头、颈、肩下方垫一枕头使宝宝的上半身抬高，避免呕吐导致宝宝呛奶窒息。喂奶后给宝宝采取右侧卧位可以减少胃内潴留量，促进胃排空，并防止反流物吸入，也是一种理想的体位。

每次喂养前妈妈可评估宝宝有无腹胀及宝宝近期的排便情况。喂奶后，妈妈可竖抱宝宝，让宝宝的头枕在你的肩膀，轻拍宝宝的背部，使其打嗝后将宝宝放下。喂奶后尽量不要搬动宝宝，或给宝宝换尿片、洗澡等，这样会导致宝宝发生吐奶。如果宝宝的呕吐物不是奶汁，而是绿色或咖啡色液体则需要禁食并立即就医。

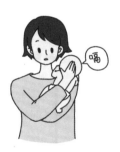
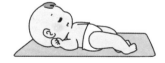

附录1 药物对母乳喂养的影响

一、药物对哺乳危险性等级的说明

L1 最安全：在哺乳期妇女的对照研究中尚无该药增加婴儿有害影响的报道。

L2 较安全：哺乳母亲使用这种药物有危险性的证据很少。

L3 可能安全：哺乳母亲使用该种药物有危险性的证据很少。

L4 可能危险：有对喂哺婴儿或母乳制品危害性的明确证据，但哺乳母亲用药后的益处大于对婴儿的危害。

L5 禁忌：对哺乳母亲的研究已证实对婴儿有明显的危害或者该药物对婴儿产生明显危害的风险较高。

二、哺乳期安全用药原则

药物清除	哺乳期若不得已使用了禁用类不安全药物，需暂停哺乳。用药结束后需在5个半衰期后恢复哺乳。（说明书上标注的半衰期×5=清除时间）
接种疫苗	6个月以下的宝宝不适合接种流感疫苗。他们的抵御能力是依靠母乳中的保护性免疫成分提供的，推荐哺乳期妈妈接种流感疫苗
速释剂型	哺乳期应选择速释剂型，尽量避免缓/控释剂型，以防止药物在母体内停留时间太长
麻药	补牙使用的麻药在体内代谢很快，不会影响哺乳
外用药物	短期、小面积、局部外用多数不影响。如，足癣：达克宁 湿疹：丁酸氢化可的松或莫米松之类强度较弱 能让宝宝接触到的，如乳头咬伤：羊脂膏、少量金霉素软膏或莫匹罗星软膏；不能让宝宝接触到，带状疱疹：阿昔洛韦

三、哺乳期常见用药安全一览表

药物名称	常见商品名	药物用途	哺乳危险性等级
常用解热镇痛类药物			
对乙酰胺基酚	扑热息痛 泰诺林 必理通	解热镇痛	L1
布洛芬	美林	解热镇痛	L1
阿司匹林	乙酰水杨酸	解热镇痛	L3
常用抗生素类药物			
青霉素G	苄青霉素	青霉素类抗生素	L1
氨苄西林	氨苄青霉素	青霉素类抗生素	L1
阿莫西林	羟氨苄青霉素	青霉素类抗生素	L1
头孢拉定	泛捷复	头孢菌素类抗生素	L1
头孢克洛	希刻劳	头孢菌素类抗生素	L2
头孢呋辛	西力欣	头孢菌素类抗生素	L2
头孢噻肟钠	凯福隆	头孢菌素类抗生素	L2
头孢曲松钠	罗氏芬	头孢菌素类抗生素	L2
头孢他啶	复达新、凯复定	头孢菌素类抗生素	L1
头孢克肟	世福素	头孢菌素类抗生素	L2
头孢哌酮	先锋必、麦道必	头孢菌素类抗生素	L2
头孢吡肟	马斯平	羟嗪类头孢菌素类抗生素	L2
阿莫西林+克拉维酸钾	奥格门汀	β内酰胺类抗生素	L1
氨苄西林钠+舒巴坦钠	优立新	β内酰胺类抗生素	L1
亚胺培南	泰能	β内酰胺类抗生素	L2
美罗培南	美平	β内酰胺类抗生素	L3

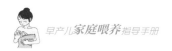

（续表）

药物名称	常见商品名	药物用途	哺乳危险性等级
红霉素		大环内酯类抗生素	L1 L3新生儿早期
阿奇霉素	希舒美	大环内酯类抗生素	L2
克拉霉素	克拉仙	大环内酯类抗生素	L2
林可霉素	丽可胜	广谱抗生素	L2
克林霉素		广谱抗生素	L2
氯霉素		广谱抗生素	L4
庆大霉素		氨基糖苷类抗生素	L2
链霉素		氨基糖苷抗生素	L3
环丙沙星		喹诺酮类抗生素	L3
诺氟沙星	氟哌酸	喹诺酮类抗生素	L3
万古霉素		耐药的葡萄球菌感染	L1
常用抗病毒类药物			
金刚烷胺		甲型流感病毒感染	L3
阿昔洛韦		疱疹病毒感染	L2
伐昔洛韦		疱疹病毒感染	L1
利巴韦林		广谱抗病毒药物	L4
常用抗真菌类药物			
两性霉素B		抗真菌	L3
制霉菌素		抗真菌	L1
咪康唑		抗真菌	L2
酮康唑		抗真菌	L2
常用抗过敏类药物			
茶苯海明	乘晕宁、晕海宁	H_1受体拮抗剂	L2
异丙嗪	非那根	H_1受体拮抗剂	L2
氯苯那敏	扑尔敏	H_1受体拮抗剂	L3

（续表）

药物名称	常见商品名	药物用途	哺乳危险性等级
氯雷他定	克敏能	H_1受体拮抗剂	L1
西替利嗪	仙特敏	H_1受体拮抗剂	L2
地塞米松		皮质类固醇类抗炎药	L3
呼吸系统疾病常见药物			
可待因		镇咳、止痛	L3
茶碱		支气管扩张剂	L3
异丙托品	爱喘乐	支气管扩张剂	L2
伪麻黄碱		减轻黏膜充血	L3短期使用 L4长期使用
消化系统疾病常见药物			
硫酸镁	泻盐	缓泻药、抗惊厥药	L1
多潘立酮	吗丁啉	胃肠动力药、止吐	L1
西咪替丁	泰胃美	减少胃酸分泌	L2
奥美拉唑	洛赛克	减少胃酸分泌	L2
心血管系统疾病常见药物			
硝苯地平	心痛定	抗高血压药	L2
普萘洛尔	心得安	抗高血压药	L2
美托洛尔	倍他乐克	抗高血压药	L3
卡托普利	开博通	抗高血压药	L2
影响内分泌的常用药物			
米非司酮		孕早、中期的药物流产	L3
胰岛素		治疗糖尿病	L1
阿卡波糖	拜糖平	治疗糖尿病	L3
二甲双胍	降糖片	治疗糖尿病	L1

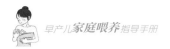
（续表）

药物名称	常见商品名	药物用途	哺乳危险性等级
左甲状腺素片		甲状腺素功能低下的替代疗法	L1
降钙素		调节钙的代谢	L3
常见抗抑郁、抗焦虑、抗癫痫药物			
氯丙嗪	冬眠灵	镇静药	L3
阿普唑仑	佳乐定	抗焦虑药	L3
地西泮	安定	镇静药、抗焦虑药	L3
丙咪嗪		抗抑郁药	L2
卡马西平		抗癫痫药	L2

以上数据来源于《Medications and Mothers'Milk》和《Drugs During Pregnancy and Lactation:Treatment Options and Risk Assessment》。

附录2 早产宝宝喂养记录表

日期	开始喂养时间	趴在乳房上的时间	母乳喂养量	配方奶喂养量	肌肤相触	排尿	排便	其他

注：喂养记录是追踪记录宝宝进食分量的有效方式。喂养记录能帮助你和医护人员了解宝宝是否健康成长。计算每24小时内的喂食、排尿和排便总量，或许亦有帮助。

附录3 泵奶日记

母亲姓名：　　　　　　宝宝姓名：

泵奶日期	开始时间	结束时间	持续时间（左）	持续时间（右）	泵奶量（左）	泵奶量（右）

每天总结

序号	泵奶日期	产后天数	24小时总奶量	24小时总次数

附录4 特殊婴儿养育工具介绍

一、为早产宝宝设计的特殊奶嘴

大多数早产宝宝因吸吮－吞咽－呼吸协调功能尚未发育成熟，无法使用一般的奶嘴或亲喂来进行喂养。市面有一些针对早产宝宝使用的奶嘴。

出产过渡奶嘴

	型号	适合的婴儿	特点
	SSS 圆孔	出生时体重低于2500 g的婴儿	如吸吮、吞咽、呼吸功能还不太协调，可使用过渡奶嘴帮助过渡至直接哺乳。
	SS 圆孔	出生时体重在2500~3500 g的婴儿	

练习吸吮奶嘴

	型号	适合的婴儿	特点
	Ws-1 圆孔	出生时体重低于2500 g且吸吮能力较弱的婴儿	对吸吮、吞咽功能不太协调的早产儿可使用早产儿练习吸吮奶嘴进行经口喂养的训练。
	Ws-2 圆孔	出生时体重在2500~3500 g的婴儿且吸吮力较弱的婴儿	

二、为唇腭裂宝宝设计的喂养工具

　　给唇腭裂婴儿喂乳经常会遇到两大问题：无法吸吮和呛奶。唇腭裂专用奶嘴奶瓶，用舌头推动奶嘴来吸奶而不需要真空压力。唇腭裂奶嘴最大的特点是奶嘴硅胶一侧增厚，另一侧变薄，它的喂乳嘴头颈部比较大，可贴合宝宝的口腔，因为贴合上颚的部分是偏厚的，这样奶嘴就不会陷到腭裂的裂缝中去，也可以防止宝宝吸奶时漏气或漏奶。薄的一侧贴于舌头，只需要很轻的压力，宝宝就能吸吮；术后奶瓶滴管式奶嘴设计，便于宝宝手术后伤口恢复阶段喂养[①]。

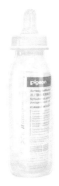

唇腭裂宝宝术前使用奶瓶　　　　唇腭裂宝宝术后使用奶瓶

---

① 唇腭裂宝宝专用奶瓶目前在国内未上市，如有需要可通过拨打嫣然天使基金救助热线4008102727申领。

三、早产宝宝纸尿裤

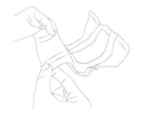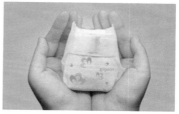

　　早产宝宝纸尿裤有专为低体重宝宝设计的尺寸，适合不同体重的早产宝宝。体重范围从 1000 ～ 2500 g。可翻折前腰，更易轻松更换，且不影响宝宝脐静脉治疗。根据早产宝宝生理特点无橡筋设计，宝宝零压力。